Stretching

Ellen Kleila (Hrsg.)

STRETCHING

FALKEN
TaschenBuch

Im FALKEN TaschenBuch Programm sind zahlreiche Titel zum Thema „Gymnastik und Entspannung" erschienen.
Bitte fragen Sie in Ihrer Buchhandlung.

Unser Beitrag zum Umweltschutz:
Papier aus chlorfrei gebleichtem Zellstoff

Die Deutsche Bibliothek - CIP-Einheitsaufnahme

Stretching / Ellen Kleila. -
Niedernhausen/Ts. : FALKEN TaschenBuch Verl., 1995
(FALKEN TaschenBuch)
ISBN 3-635-60085-7
NE: Kleila, Ellen

ISBN 3 635 60085 7

Umschlaggestaltung: Zembsch' Werkstatt, München
Herstellung: Michael Greiss
Titelbild und Fotos: FALKEN Archiv/W. Zöltsch
Satz: LibroSatz, Kriftel bei Frankfurt
Druck: Konkordia Druck GmbH, Bühl/Baden

Die Ratschläge in diesem Buch sind von der Autorin und vom Verlag sorgfältig erwogen und geprüft, dennoch kann eine Garantie nicht übernommen werden. Eine Haftung der Autorin bzw. des Verlags und seiner Beauftragten für Personen-, Sach- und Vermögensschäden ist ausgeschlossen.

817 2635 4453 6271

INHALT

SO STRETCHEN SIE RICHTIG

Kennen Sie das wohlige Gefühl, wenn Sie sich morgens nach dem Aufwachen erst einmal richtig gestreckt und geräkelt haben? Es stellt sich dadurch ein, daß die Muskeln gedehnt werden und der Körper so auf die Bewegungen und die Belastungen, denen er tagsüber ausgesetzt ist, vorbereitet wird. Man versetzt sich mit diesem morgendlichen Strecken in eine Art „Vorspannung". Genau das gleiche passiert während des Stretchingübungs-Programms.
Im Leistungssport ist Stretching ein fester Bestandteil jedes Aufwärmprogramms geworden. Kein Profi würde heutzutage auf diese hervorragende Möglichkeit der „Muskelpflege" verzichten. Denn schließlich sind die Muskeln und Gelenke quasi das Kapital des Sportlers und müssen deshalb entsprechend gepflegt werden.
Der Freizeitsportler hat ebenfalls den Erhalt und die Verbesserung seiner körperlichen Leistungsfähigkeit im Sinn. Wer jeden Tag joggt, tut damit jedoch noch lange nichts für seine Beweglichkeit und für die Dehnfähigkeit der Muskulatur. Das erreicht er hingegen mit Stretching. Und nach Phasen höchster körperlicher Belastung hilft das Stretchen dem Körper bei der Aufgabe, seine Energiezufuhr wieder auf ein Normalmaß zu reduzieren. Das Dehnen wirkt also in diesem Fall *abkühlend* anstatt aufwärmend.
Diese Art von „Muskelpflege" zu betreiben ist darüber hinaus für jeden sinnvoll, der die Beweglichkeit der Gelenke und die Geschmeidigkeit der Muskulatur verbessern möchte, ohne dabei aber sportliche Höchstleistungen vollbringen zu müssen. Und wer kennt sie nicht, die vom langen Sitzen oder Stehen verspannten Nacken- und Rückenmuskeln. Stretching hilft Verspannungen, Myogelosen (Muskelverhärtungen) etc. zu vermeiden, weil die Durchblutung gefördert wird.
Zum Stretchen benötigen Sie nur ein einziges „Übungsgerät": Ihren eigenen Körper. Deshalb gibt es auch unendlich viele Gelegenheiten zum Üben: am Morgen zum Wachwerden, im Büro, unterwegs an der Bushaltestelle, vor dem Sport als Teil des Aufwärmens, nach dem Sport zum Abkühlen, abends zur Entspannung ...
Nicht jeder hat Zeit und Lust, täglich zu joggen oder auf dem Tennisplatz zu stehen, aber für ein bißchen Radfahren oder für einen zügigen Spaziergang sollte es schon reichen, denn nichts ist wichtiger, als den Kreislauf regelmäßig in Schwung zu bringen. Kraft und Kondition verbessert Stretching nämlich nicht, es schafft aber die Voraussetzungen für ein erfolgreiches Training.

Geschmeidigkeit und Beweglichkeit im Alltag

Beweglichkeit und *Geschmeidigkeit* sind Faktoren, die das körperliche Wohlbefinden stark beeinflussen. Wer dahingehend einmal eingeschränkt war, kann das bestätigen. Alle Gelenke und Muskeln so zu beanspruchen, daß sie ohne Einschränkung funktionieren, wird in unserem bewegungsarmen Alltag immer schwieriger. Meistens nehmen wir viele Stunden am Tag eine sitzende oder stehende Haltung ein, die wir nur wenig variieren. Wir treiben nach Feierabend Ausgleichssport, um die Fehlbelastung zu korrigieren. Richtiger ist es jedoch, sie von vornherein zu vermeiden oder – falls dies nicht möglich ist – ihr umgehend entgegenzuwirken.
Wenn Sie also spüren, daß Sie immer im Rücken oder im Nacken Verspannungen haben, und Ihr Arzt feststellt, daß die Ursache in der Arbeitshaltung liegt, können Sie bereits am Arbeitsplatz mit Stretching Abhilfe schaffen. Vielleicht entdecken Sie ja Ihre „Lieblingsbüroübung" oder Ihre „Lieblingsmorgenübung" in diesem Buch.
Im Kapitel *„Standardprogramm"* finden Sie eine Reihe von Übungen, die zusammengenommen eine „Rundumdehnung", also eine Dehnung aller wichtigen Muskelgruppen bewirken. Dabei wird systematisch von Kopf bis Fuß vorgegangen. Die *„Kurzprogramme"* umfassen Übungen, die jeweils auf eine spezielle Situation oder auf eine bestimmte Tageszeit abgestimmt sind: Stretchen am Morgen, im Büro, beim Sport und zur Entspannung zwischendurch.
Wenn möglich, sollte das Standardprogramm einmal am Tag vollständig durchgeführt werden, um so jedes Gelenk und jede wichtige Muskelgruppe zu beanspruchen. Denn das Ziel ist eine „Rundumbeweglichkeit" und eine elastische, dehnfähige Muskulatur.

Auf den richtigen Zeitpunkt kommt es an

Stretchingzeit ist theoretisch immer und überall. Dennoch ist es wichtig, daß Sie den für Sie optimalen Zeitpunkt selbst herausfinden. Sie sollten gut überlegen, wann das Dehnprogramm in Ihren Tagesablauf paßt. Wer nämlich beispielsweise zur Spezies „Morgenmuffel" gehört, wird kaum in der Lage sein, fröhlich und motiviert vor dem Frühstück zu stretchen. Zu dieser Tageszeit kostet jede Bewegung eine gehörige Portion Überwindung. Den Vorsatz zu fassen, morgens zu üben ist also fast schon eine Garantie dafür, daß das Unterfangen scheitert. Die richtige Zeit zu wählen bedeutet eine größere Chance, regelmäßig und damit erfolgreich zu stretchen. Bei den Kurzprogrammen stellt sich dieses Problem allerdings erst gar nicht, weil Sie sie zwischendurch machen können. Das Standardprogramm hingegen verlangt Ihre Aufmerksamkeit über einen längeren Zeitraum hinweg.

Voraussetzungen

Die Stretchingübungen kann grundsätzlich jeder durchführen. Allerdings sollte der Arzt erst sein okay dazu geben – wie man ja, um mögliche Risiken auszuschließen, zunächst *ärztlichen Rat* einholt, bevor man mit einer neuen Sportart beginnt.
Die *Kleidung* muß zweckmäßig sein; das heißt, sie darf die Bewegungen nicht behindern und soll beim Üben im Freien angemessen warm halten. Ein atmungsaktives Material ist empfehlenswert.
Der *Platz*, an dem Sie üben, sollte Ihnen erlauben, sich im Liegen bequem in alle Richtungen auszustrecken. Ein Teppich oder eine ausgebreitete Decke verhindern ein unangenehmes Kältegefühl.
Die wichtigste Voraussetzung jedoch ist, daß Sie sich ein wenig Wissen über die Muskulatur und ihre Arbeitsweise aneignen.

Muskelfunktionen

Der Körper ist mit einer Vielzahl von großen und kleinen, kurzen und langen Muskeln ausgestattet. Sie können in größere Gruppen eingeteilt werden, und zwar nach der Art und Weise ihres Zusammenspiels.
Zu einem *Beugemuskel* gehört stets ein entgegengesetzt arbeitender *Streckmuskel*. Wenn einer von beiden arbeitet, wird vom anderen verlangt, daß er „mitspielt". Setzt man also zum Beispiel den Bizeps zum Beugen des Ellenbogengelenkes ein, so muß der Armstreckmuskel dies zulassen und sich dehnen. Umgekehrt wird der Bizeps immer in die Länge gezogen, wenn wir den Arm strecken.
Beim Stretching verursacht man diese Dehnung absichtlich, und zwar durch die Position, in die das Gelenk gebracht wird. Da es bestimmte Beuge- und Streckmuskelketten gibt, ist es möglich, mit nur einer Übung mehrere Muskeln gleichzeitig zu dehnen.
Die Übungen im Standardprogramm sind so ausgewählt, daß Beuger und Strecker gleichmäßig gedehnt werden.
Das natürliche, ausgewogene Verhältnis von „Spielern" und „Gegenspielern" garantiert normalerweise die Vermeidung von *Fehl- bzw. Überbelastungen*. Da wir jedoch oft in Dauerfehlhaltungen wie mit einem krummen Rücken am Schreibtisch verharren, gerät das erwähnte Gleichgewicht ins Wanken.

Am Beispiel „krummer Rücken" läßt sich gut erklären, was mit der Muskulatur geschieht:
Eigentlich sind die Rückenmuskeln zum Aufrichten, also zum Strecken der Wirbelsäule da. Sie werden aber nur selten dazu benutzt und statt dessen dauernd überdehnt. Die Muskulatur auf der Körpervorderseite dagegen verkürzt sich, weil wir die Schultern (nach vorn) hängenlassen. Irgendwann schrumpfen die vorderen Muskeln, und die Rückenmuskulatur „wehrt" sich mit Verspannung gegen den Dauerzug. Das Gleichgewicht stimmt nicht mehr, und die durch Überdehnung und mangelnde Sauerstoffzufuhr traktierten Muskeln machen sich mit Schmerzen bemerkbar. Diesen versucht man zu entgehen, indem man eine andere Haltung einnimmt. Die „Ausweichhaltung" aber verursacht wiederum neue Beschwerden.
Diesen Kreislauf unterbrechen Sie mit Stretching, denn durch eine verbesserte Dehnfähigkeit bleibt die Muskulatur gut durchblutet und damit leistungsfähiger.
Trotz Stretching sollten Sie aber auch lernen, die Muskulatur durch eine entspannt-aufrechte Haltung gesund zu erhalten.

Allgemeines zur Ausführung

Der wichtigste Grundsatz heißt: *Niemals über die Schmerzgrenze hinaus dehnen!* Die Beweglichkeit wird sich bei regelmäßigem Üben verbessern, aber wenn Sie die Schmerzsignale ignorieren, schaden Sie ihm eher, als daß Sie ihm nutzen.
Der zweitwichtigste Grundsatz lautet: *Atmen, atmen, atmen!* Beim Üben ruhig und gleichmäßig weiterzuatmen ist aber nicht so einfach. Zum einen deshalb nicht, weil wir uns auf die Bewegung konzentrieren müssen, zum anderen, weil wir im gleichen Moment, in dem wir ans Atmen denken, den natürlichen, eher unbewußt ablaufenden Atemrhythmus verlieren. Wenn das passiert, hilft folgendes: sich entspannen und die Übung in aller Ruhe noch einmal ausführen.

„S–H–R–S"

Das ist kein Geheimcode, sondern die englische Abkürzung für:
S tretch – dehnen
H old – halten (verharren)
R elease – entspannen
S tretch – dehnen
Dehnen–halten–entspannen–dehnen, das ist der Verlauf jeder Übung, und er wird zwei- bis fünfmal wiederholt. Dabei dehnt man den Muskel, bis ein leichtes Spannungsgefühl entsteht, verharrt in dieser Stellung etwa zehn Sekunden und löst dann die Spannung für kurze Zeit, um danach noch etwa zehn Sekunden weiterzudehnen.

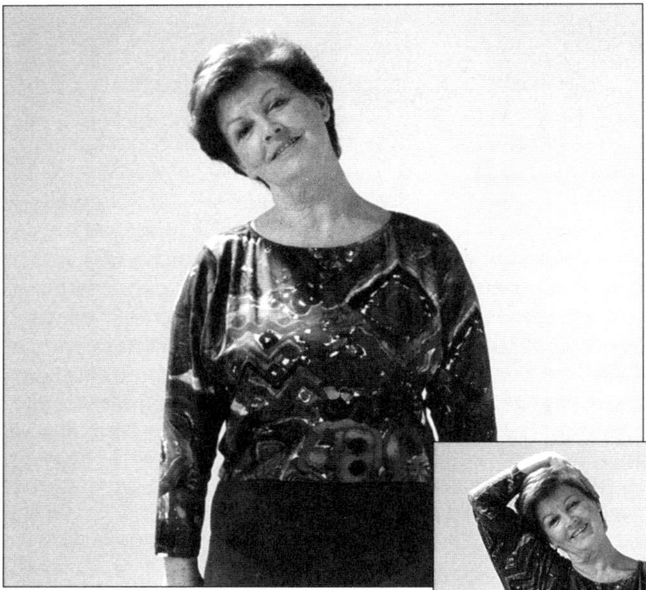

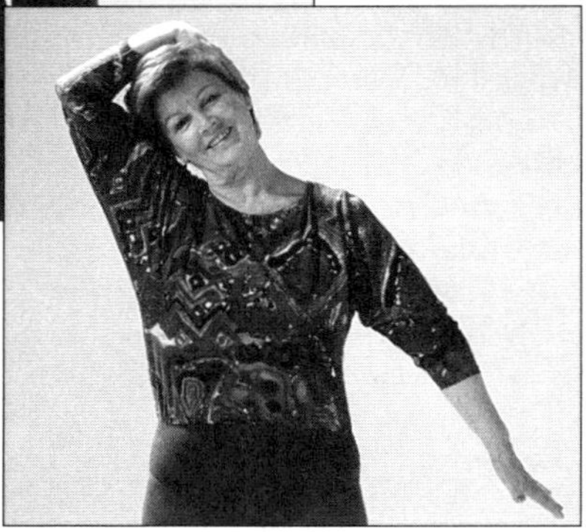

Übung 1a
Ziel: Dehnung der seitlichen Nackenmuskeln, die Schulter und Halswirbelsäule verbinden
Ausführung: Den Kopf abwechselnd nach rechts und nach links zur Seite neigen. Dabei versuchen, mit dem Ohr die Schulter zu berühren, ohne aber die Schultern hochzuziehen.

Übung 1b
Steigerung: Eine Verstärkung der Dehnung erreichen Sie durch sanften Zug am Kopf.
Am Anfang hilft es, die Haltung im Spiegel zu kontrollieren.

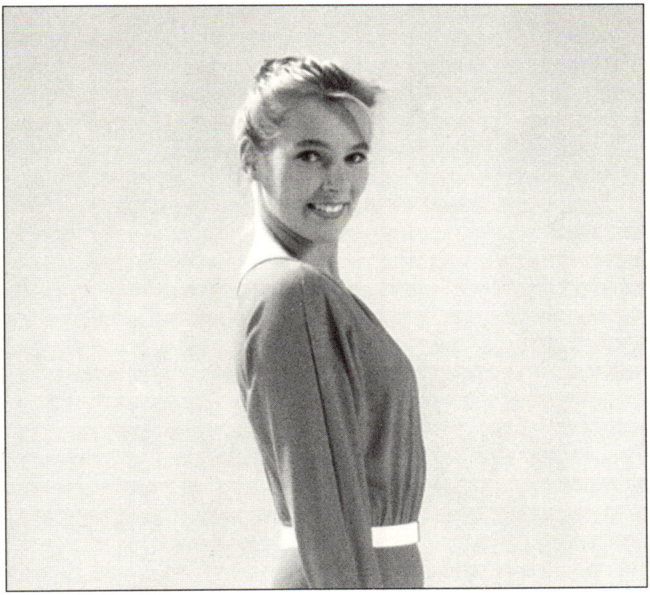

Übung 2
Ziel: Dehnung der seitlichen Halsmuskeln sowie der Nackenmuskeln
Ausführung: Den Kopf abwechselnd langsam nach rechts und nach links drehen. Achten Sie darauf, daß Ihre Schultern locker und entspannt bleiben. Nur der Kopf bewegt sich.
Um Ausweichbewegungen zu vermeiden, können Sie sich hinlegen und den Hinterkopf auf dem Boden nach links und rechts rollen.

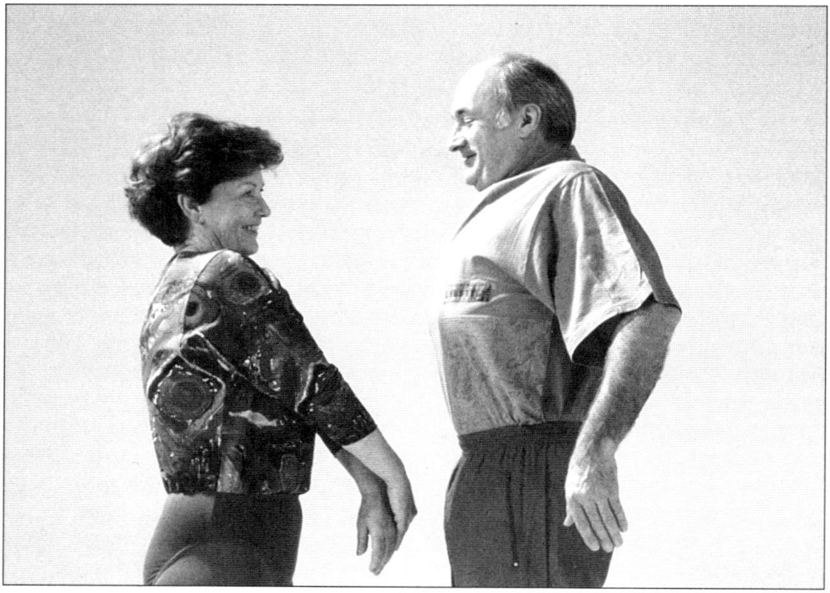

Übung 3a (links im Bild)
Ziel: Dehnung der Muskeln zwischen den Schulterblättern
Ausführung: „Klappen" Sie die Schultern vor dem Körper zusammen.
Steigerung: Umarmen Sie sich selbst, und versuchen Sie an die hervorstehenden Teile der Schulterblätter zu fassen, die zur Wirbelsäule hin liegen.

Übung 3b (rechts im Bild)
Ziel: Dehnung der Brustmuskeln
Ausführung: „Klappen" Sie die Schultern hinter dem Kopf zusammen. Achten Sie auf Ihre Körperhaltung: kein Hohlkreuz machen! Um Ausweichbewegungen zu vermeiden, die Übung in Bauchlage auf dem Boden ausführen.

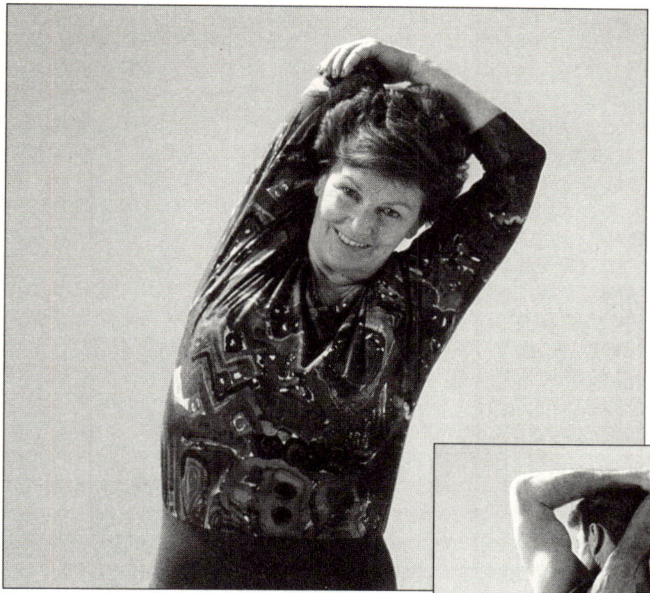

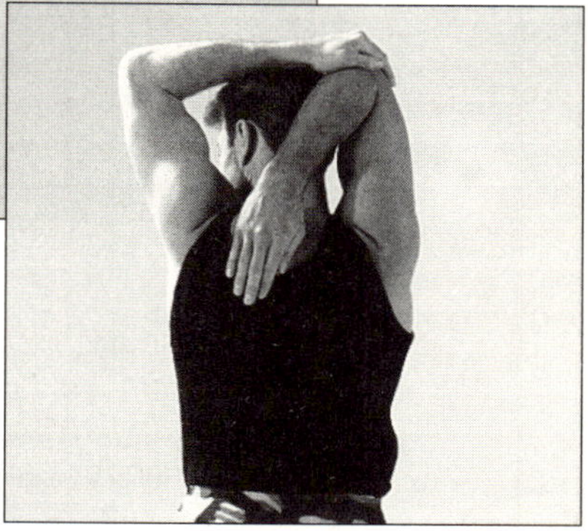

Übung 4 (von vorn und von hinten)
Ziel: Dehnung der Oberarm- und der Flankenmuskeln
Ausführung: Legen Sie den angewinkelten Arm hinter den Kopf, die Hand zwischen die Schulterblätter. Umfassen Sie mit der anderen Hand den Ellenbogen, und drücken Sie ihn vorsichtig hinter dem Kopf nach unten, so daß die Hand auf dem Rücken weiter nach unten geschoben wird.
Danach den anderen Arm dehnen.

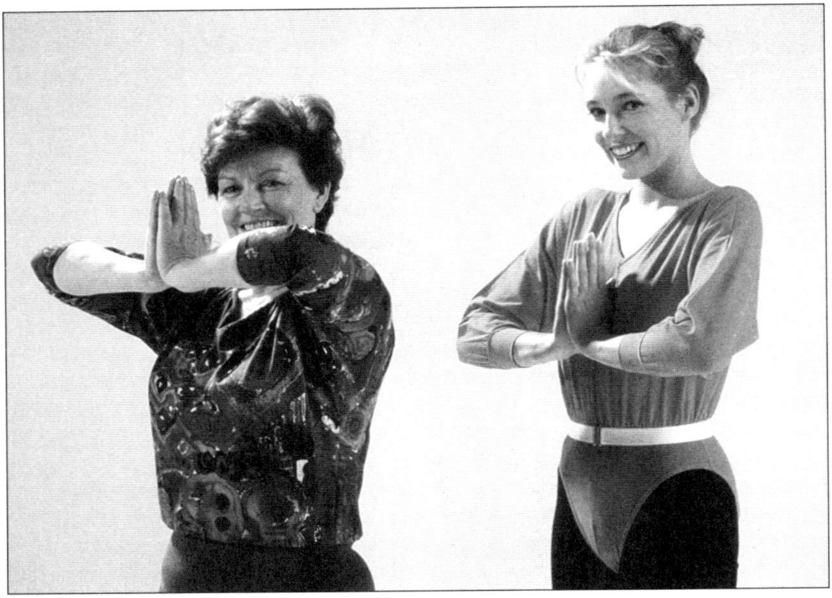

Übung 5

Ziel: Dehnung der Handflächen- und der Unterarmmuskeln

Ausführung: Legen Sie die Handflächen so aneinander, daß die Handgelenke mit den Unterarmen einen rechten Winkel bilden. Links im Bild: Hände in Gesichtshöhe, Ellenbogen nach oben ziehen. Rechts im Bild: Hände in Brusthöhe, Ellenbogen nach vorn drücken, dabei Schultern zurückziehen.

Steigerung: Drücken Sie abwechselnd mit der rechten und der linken Handfläche die jeweils andere Hand weg, über den rechten Winkel hinaus.

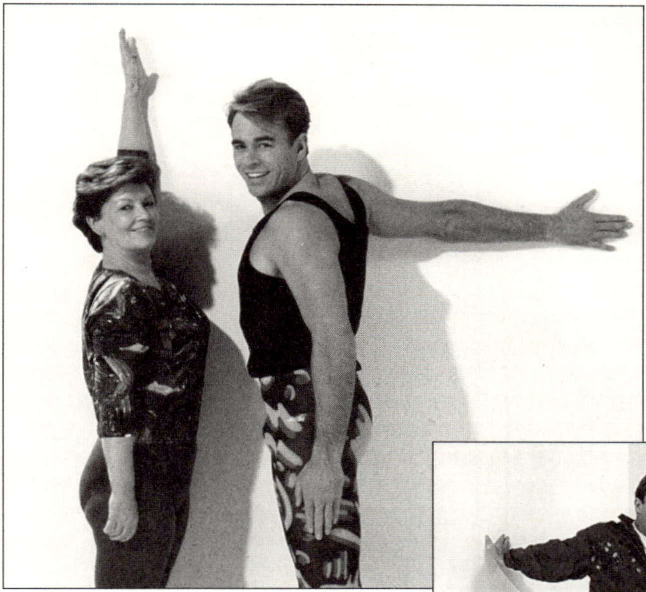

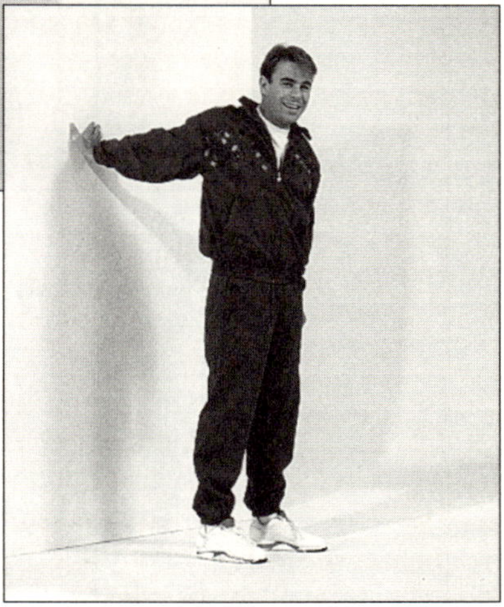

Übung 6a
Ziel: Dehnung der Brust- und der Armmuskeln
Ausführung: Legen Sie den gestreckten Arm senkrecht nach oben an die Wand. Auch der Körper sollte seitlich die Wand berühren (siehe die Frau im Bild). Dann führen Sie den Arm, wie der Mann es zeigt, nach hinten, und zwar mit der Handfläche zur Wand.

Übung 6b
Steigerung: Drehen Sie sich von der Wand weg, lassen Sie die Hand jedoch an der gleichen Stelle.

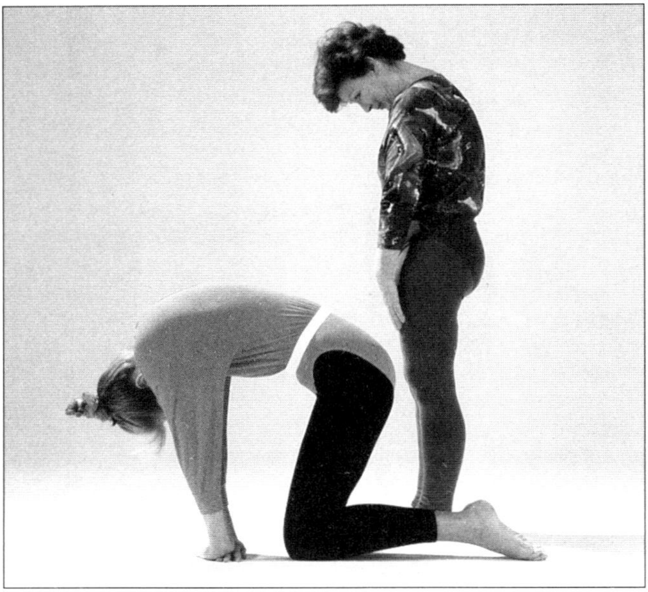

Übung 7
Ziel: Dehnung der Rückenmuskeln
Ausführung im Stehen: Halten Sie Beine und Becken ruhig. Dann den oberen Teil der Wirbelsäule Wirbel für Wirbel einrollen, kurz in dieser Position verharren und sich wieder aufrichten.
Ausführung im Vierfüßlerstand: In dieser stabilen Position können Sie den ganzen Rücken dehnen, und zwar mit Hilfe des sogenannten Katzenbuckels. Dabei das Kinn nah an die Brust heranziehen.

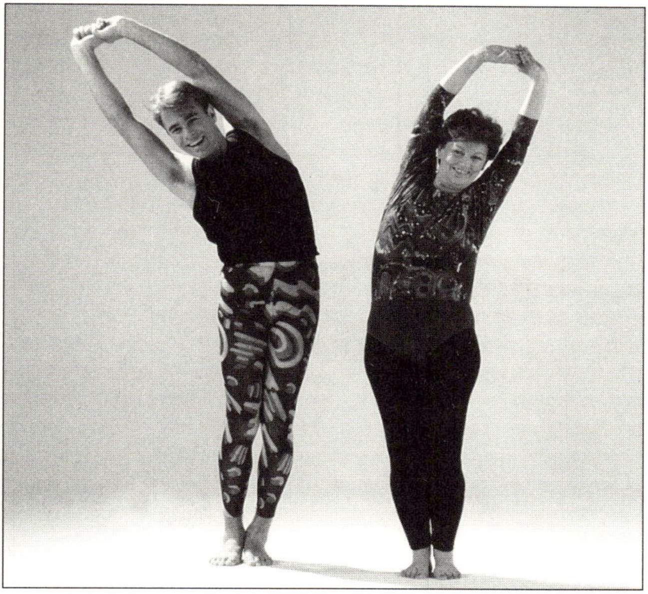

Übung 8
Ziel: Dehnung der Flankenmuskeln
Ausführung: Stabilisieren Sie das Becken (kein Hohlkreuz), und beugen Sie beide Knie ganz leicht. Strecken Sie die Arme nach oben, und fassen Sie die Hände über dem Kopf. Dann neigen Sie nur den Oberkörper(!) nach rechts bzw. nach links.
Hohlkreuz vermeiden!

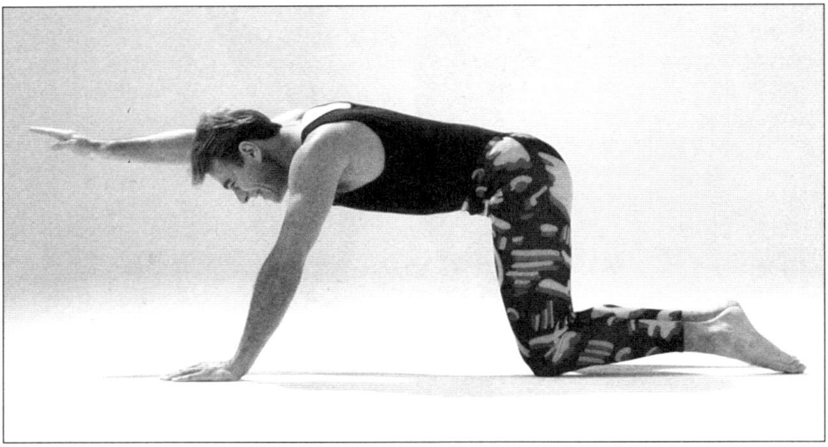

Übung 9
Ziel: Dehnung der Rückenstrecker
Ausführung: Verteilen Sie das Gewicht gleichmäßig auf Hände und Knie. Kopf und Rücken ganz gerade halten. Strecken Sie abwechselnd den linken und den rechten Arm gerade aus. Ziehen Sie dann den Arm waagerecht (quasi als Verlängerung des Rükkens) und parallel zum Boden nach vorn.

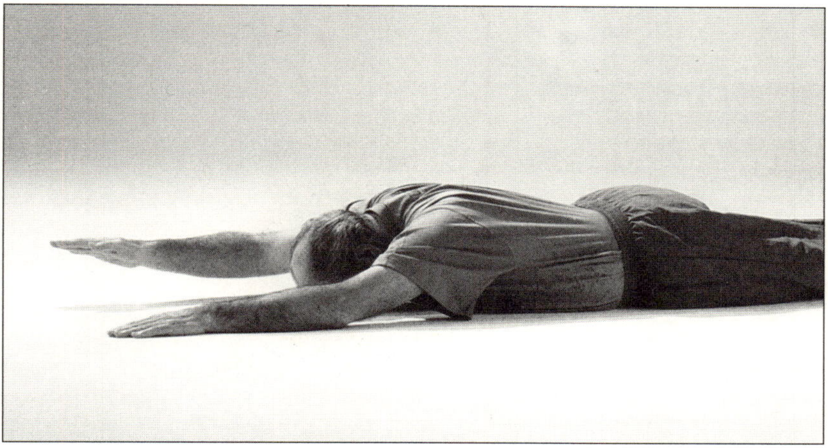

Übung 10
Ziel: Dehnung der Rückenmuskeln
Ausführung: Stabilisieren Sie in Bauchlage Becken und Bauch. Heben Sie abwechselnd den rechten und den linken Arm wenige Zentimeter über den Boden, und schieben Sie ihn so weit wie möglich parallel zum Boden nach vorn.

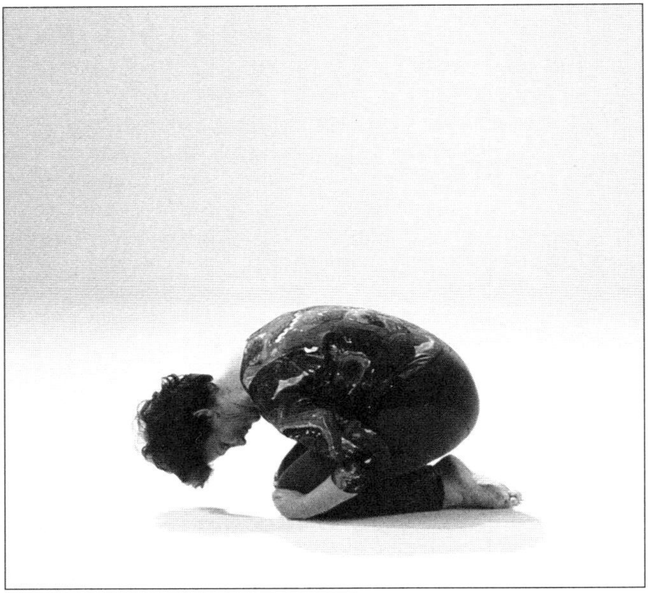

Übung 11
Ziel: Dehnung der Rückenmuskeln
Ausführung: Kauern Sie sich im „Päckchensitz" auf den Boden. Umfassen Sie beide Knie mit den Händen, und bringen Sie die Nase so nah wie möglich an die Knie heran.

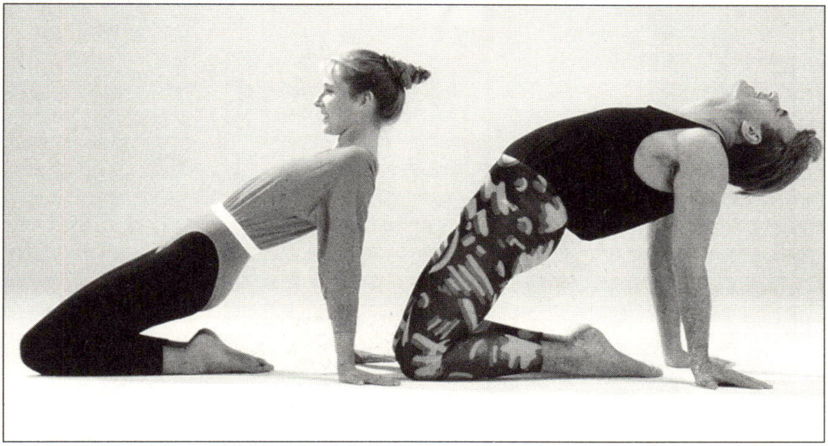

Übung 12
Ziel: Dehnung der Bauch-, der Brust- und der Oberschenkelmuskeln
Ausführung: Stützen Sie sich im Fersensitz hinten mit den Handflächen ab. Achten Sie dabei darauf, daß die Fußrücken flach auf dem Boden aufliegen (im Bild links). Dann heben Sie das Becken in die Streckung und neigen den Kopf nach hinten, wie rechts im Bild.

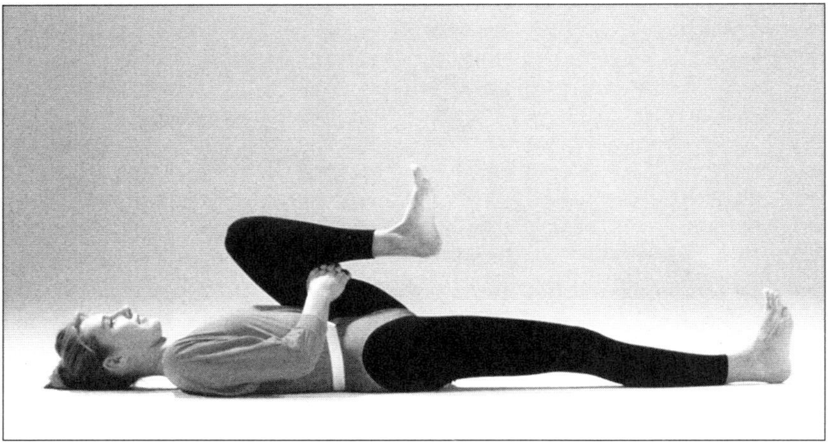

Übung 13

Ziel: Dehnung der hinteren Oberschenkelmuskeln

Ausführung: Strecken Sie in Rükkenlage ein Bein aus, und winkeln Sie das andere an. Die Fußspitzen beider Füße anziehen. Umfassen Sie den Oberschenkel mit beiden Händen, und ziehen Sie das Bein ganz zu sich heran in Richtung Nase.

Unbedingt auf das gestreckte Bein achten: Es muß auf dem Boden liegenbleiben.

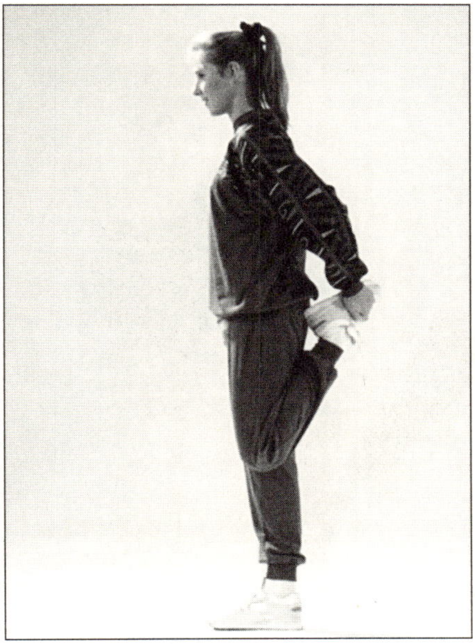

Übung 14
Ziel: Dehnung der vorderen Oberschenkelmuskeln
Ausführung: Halten Sie im Stand Becken und Oberkörper ruhig. Dann wird das linke bzw. das rechte Bein angewinkelt. Greifen Sie nun den Fuß, und ziehen Sie ihn zum Gesäß. Die Oberschenkel bleiben parallel zueinander, und das Standbein muß gestreckt sein. Vermeiden Sie Ausweichbewegungen.
Falls Sie Schwierigkeiten mit dem Gleichgewicht haben, halten Sie sich an einer Stuhllehne fest.

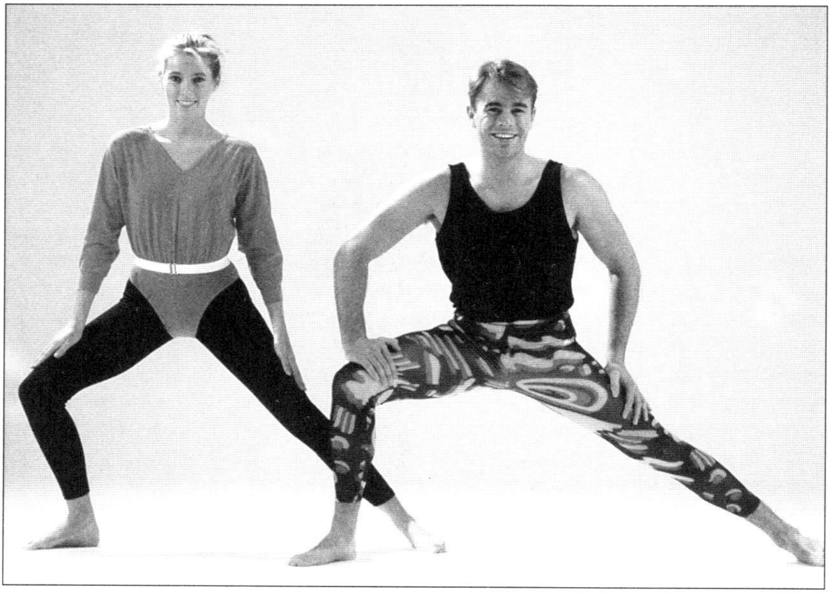

Übung 15
Ziel: Dehnung der inneren Oberschenkelmuskeln
Ausführung: Stützen Sie sich im Grätschstand leicht auf einem Oberschenkel ab. Dieses Bein ist gebeugt, das andere gestreckt. Halten Sie dabei den Oberkörper aufrecht und das Becken ruhig. Dann wird die Innenseite des gestreckten Beines gedehnt, indem man langsam tiefer geht.

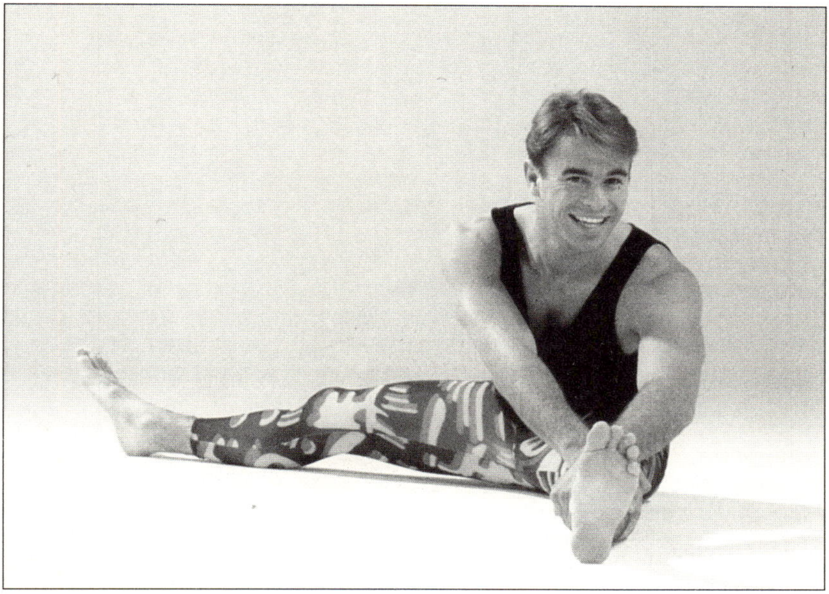

Übung 16
Ziel: Dehnung der inneren und hinteren Oberschenkel sowie der Flankenmuskeln
Ausführung: Halten Sie im Grätschsitz beide Beine gestreckt auf dem Boden. Fassen Sie dann mit beiden Händen abwechselnd das linke und das rechte Schienbein. Denken Sie daran, daß der Rücken dabei unbedingt gestreckt bleiben muß.

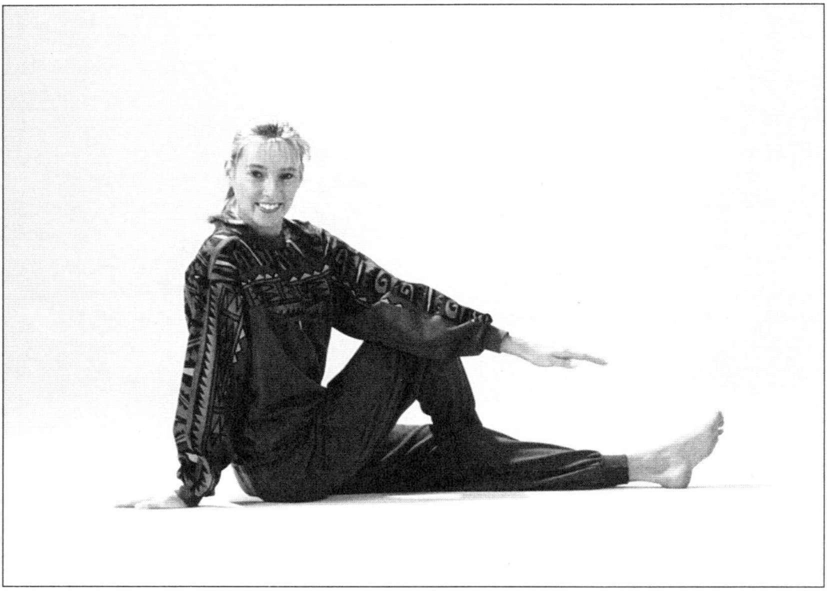

Übung 17
Ziel: Dehnung der seitlichen Oberschenkelmuskeln
Ausführung: Stellen Sie im Strecksitz abwechselnd den rechten und den linken Fuß über das andere Knie. Die eine Hand wird dicht hinter dem Körper auf den Boden gestützt. Dehnen Sie nun mit dem gegengleichen Arm das Bein, indem Sie es zur Seite drükken. Der Rücken muß dabei geradegehalten werden.

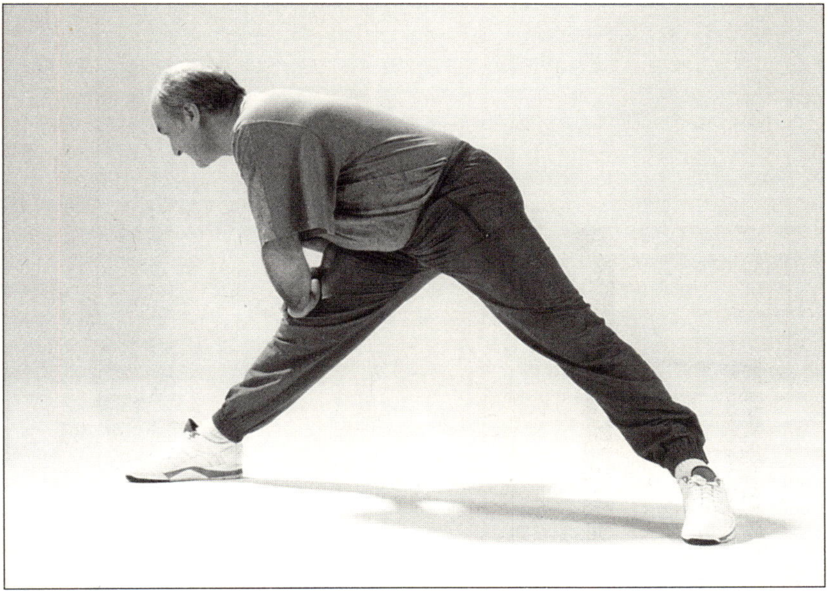

Übung 18
Ziel: Dehnung der Rücken-, der Gesäß- und der hinteren Oberschenkelmuskeln
Ausführung: Halten Sie im Grätschstand beide Beine gestreckt. Der Abstand zwischen den Füßen sollte so groß sein, daß Sie noch sicher stehen. Stützen Sie dann beide Hände abwechselnd auf das rechte bzw. das linke Knie. Halten Sie dabei den Rücken gestreckt.

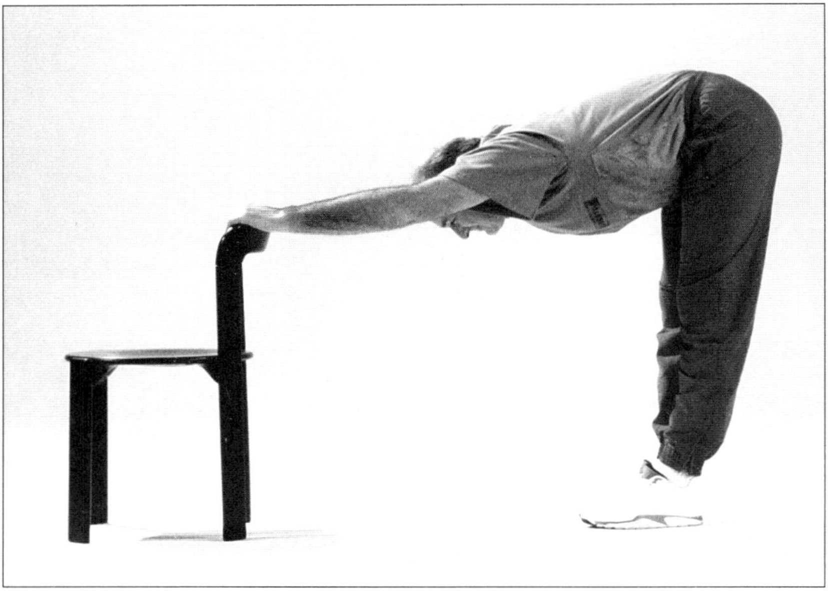

Übung 19
Ziel: Dehnung der Rücken- und der Gesäßmuskeln
Ausführung: Umfassen Sie die Stuhllehne mit beiden Händen, und gehen Sie so weit von dem Stuhl weg, daß zwischen Beinen und Oberkörper ein rechter Winkel entsteht. Die Beine müssen dabei gestreckt bleiben. Hohlkreuz vermeiden!

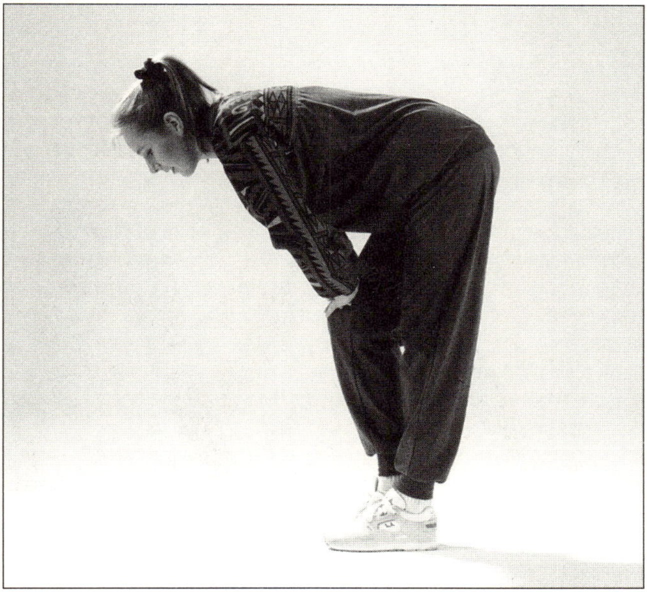

Übung 20
Ziel: Dehnung der hinteren Oberschenkel- sowie der Gesäßmuskeln
Ausführung: Stützen Sie sich mit geradem Rücken abwechselnd leicht auf dem linken und dem rechten Bein ab. Lassen Sie dabei dieses Bein leicht gebeugt, während Sie das andere durchstrecken.

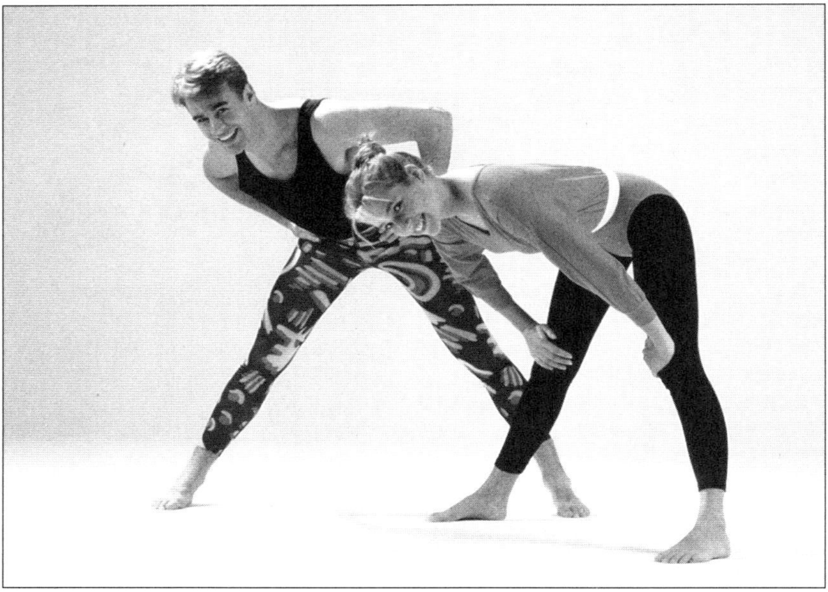

Übung 21
Ziel: Dehnung der hinteren Oberschenkel- sowie der Rückenmuskeln
Ausführung: Stützen Sie sich im Grätschstand mit gestreckten Beinen leicht auf den Knien oder dem Becken ab. Dehnen Sie dann den Oberkörper seitlich nach rechts, nach vorn und seitlich nach links. Er sollte dabei parallel zum Boden bleiben und geradegehalten werden.

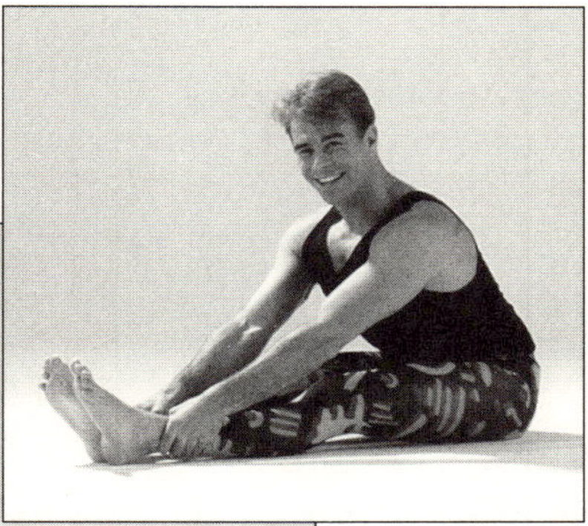

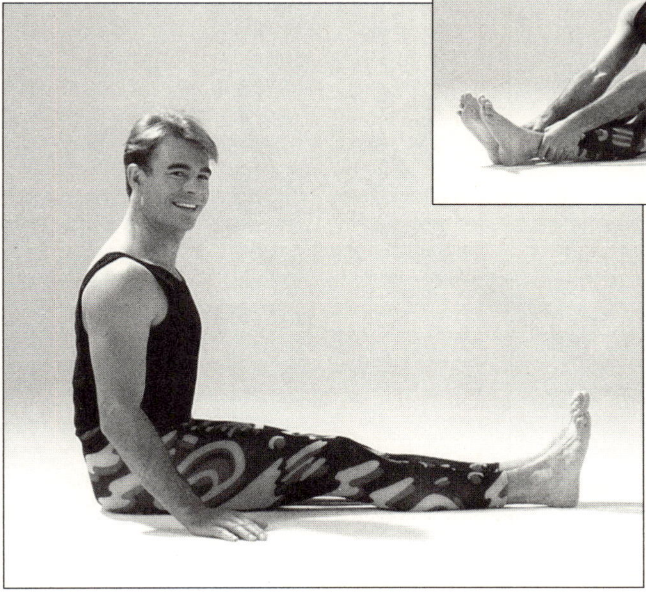

Übung 22a

Ziel: Dehnung der hinteren Oberschenkel- sowie der Wadenmuskeln
Ausführung: Sitzen Sie mit ausgestreckten Beinen und aufgerichtetem Rücken auf dem Boden. Legen Sie die Hände entspannt neben die Beine. Dann die Fußspitzen in Richtung Oberkörper ziehen. Wichtig: kein Hohlkreuz machen!

Übung 22b

Steigerung:
Mit gestrecktem Rükken so weit wie möglich in Richtung Füße fassen.

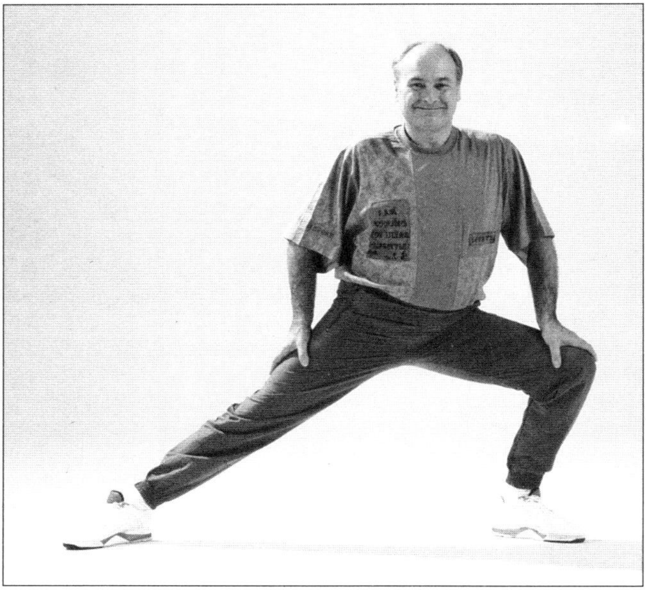

Übung 23
Ziel: Dehnung der inneren Oberschenkelmuskeln
Ausführung: Drehen Sie im Grätschstand die Fußspitzen so weit wie möglich nach außen. Dann wird das Gewicht auf das rechte bzw. das linke Bein verlagert. Stützen Sie sich nun auf dem gebeugten Bein leicht ab. Legen Sie eine Hand auf die Außenseite des gestreckten Beines, und dehnen Sie in Richtung Boden. Wichtig: Die Knie müssen so weit wie die Fußspitzen nach außen gedreht werden.

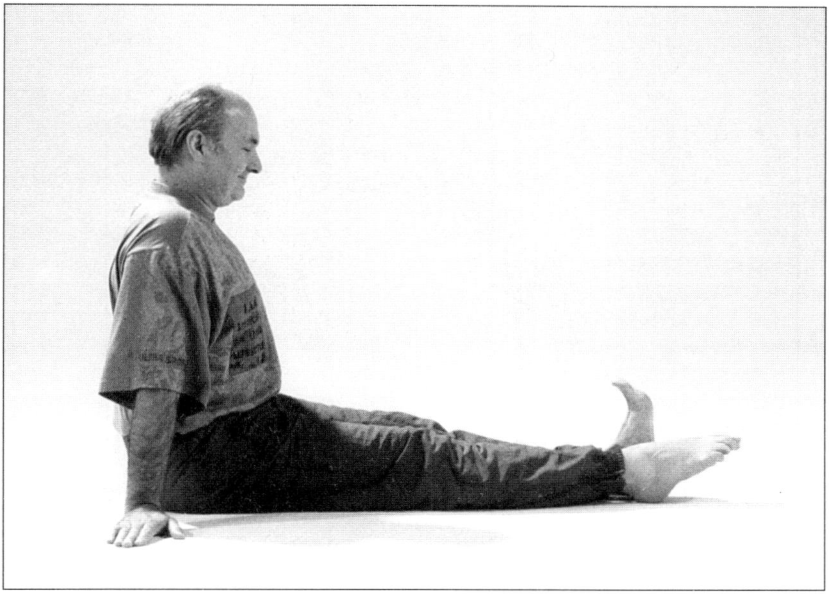

Übung 24
Ziel: Dehnung der Unterschenkel-muskeln
Ausführung: Stützten Sie sich im Strecksitz neben dem Körper ab. Der Rücken ist gestreckt, dabei aber kein Hohlkreuz machen. Ziehen Sie abwechselnd den rechten und den linken Fuß zum Körper. Strecken Sie die jeweils andere Fußspitze nach unten.

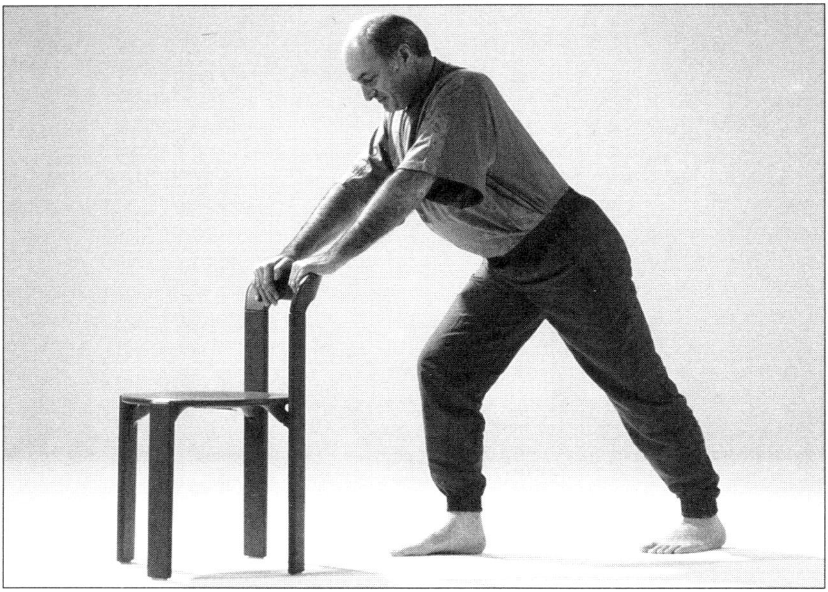

Übung 25

Ziel: Dehnung der Wadenmuskeln

Ausführung: Umfassen Sie die Lehne eines Stuhles, und stützen Sie sich so darauf ab, daß der Rükken und das Bein, das nach hinten gestreckt wird, eine Linie bilden. Dann dehnen Sie vorsichtig das gestreckte Bein, indem Sie das andere Knie langsam stärker beugen. Das vordere Bein dient nur zur Erhaltung des Gleichgewichts.

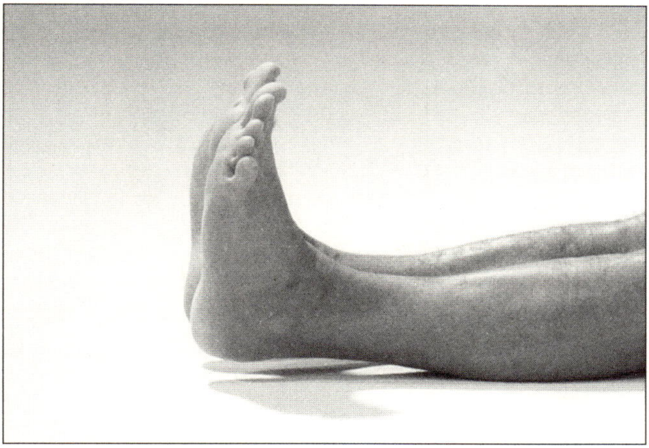

Übung 26
Ziel: Dehnung der Wadenmuskeln
Ausführung: Ziehen Sie beide Fußspitzen zum Körper, und schieben Sie dabei die Fersen so nach vorn, daß Sie den Zug auf der Achillessehne spüren.

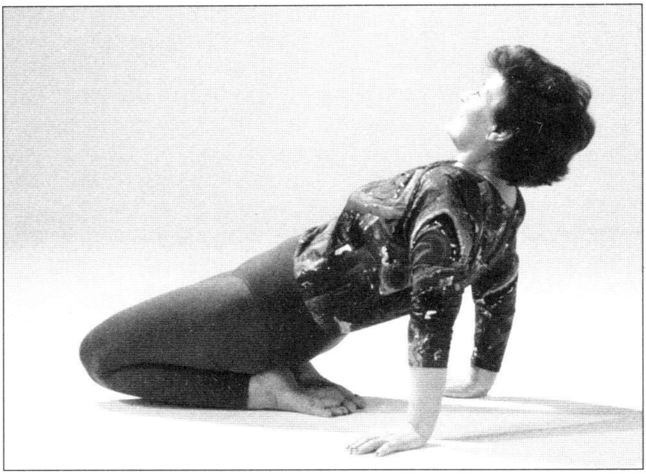

Übung 27
Ziel: Dehnung der vorderen Unterschenkelmuskeln
Ausführung: Stützen Sie sich im Fersensitz nach hinten ab. Dabei den Fußrist flach am Boden lassen. Nun heben Sie gleichmäßig und vorsichtig die Knie ein bißchen an.

Übung 28
Ziel: Dehnung der kleinen Fußmuskeln sowie der Unterschenkelmuskeln
Ausführung: Alle Übungen erfolgen im Strecksitz, mit Abstützen nach hinten und mit kontrolliertem, aufgerichtetem Rücken.

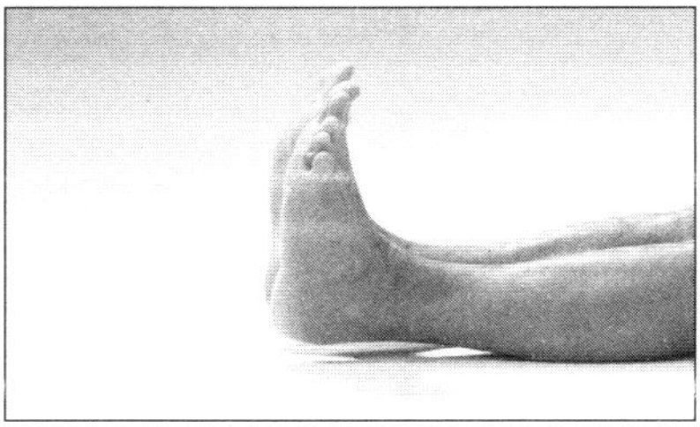

a) Beide Füße zum Körper ziehen und dabei die Knie gestreckt lassen.

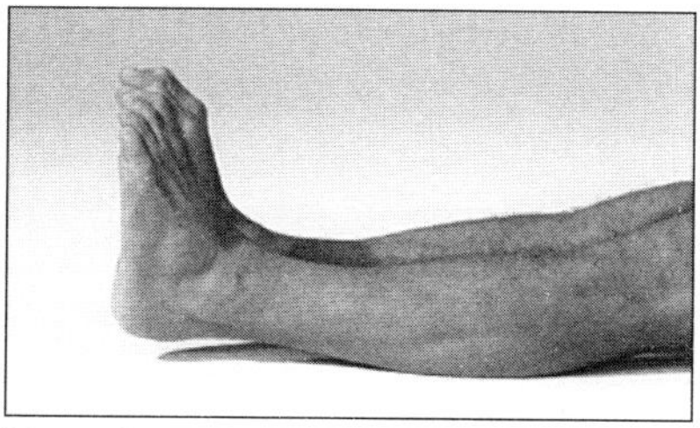

b) Füße anziehen und alle Zehen einkrallen, als ob sie ein Taschentuch festhalten wollten.

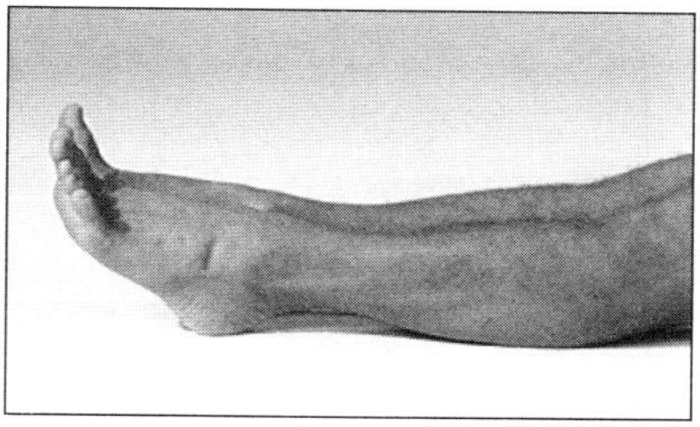

c) Füße strecken und dabei sämtliche Zehen zurückziehen.

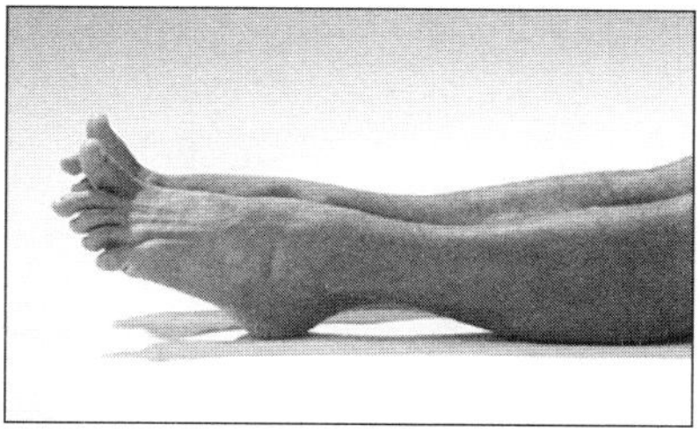

d) Füße strecken und nur die großen Zehen zurückziehen.

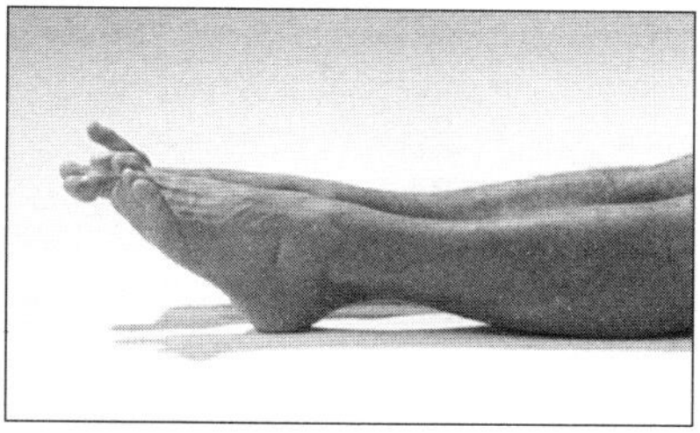

e) Füße strecken und nur die acht kleinen Zehen zurückziehen.

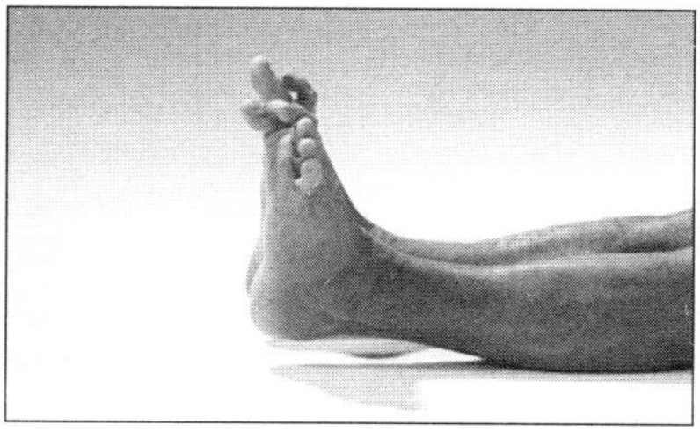

f) Beide Füße anziehen und nur die großen Zehen einkrallen.

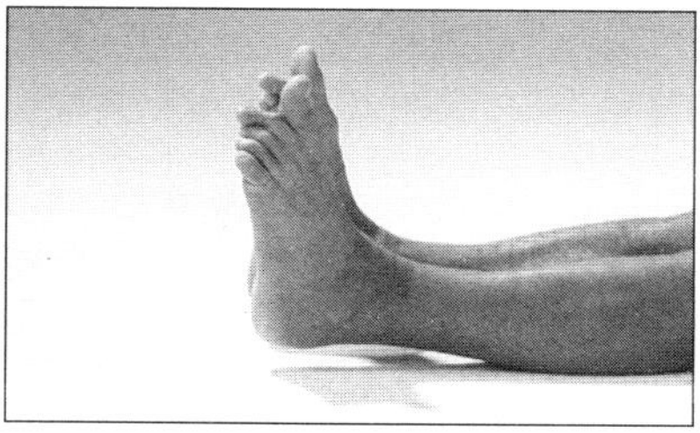

g) Beide Füße anziehen und die acht kleinen Zehen einkrallen.

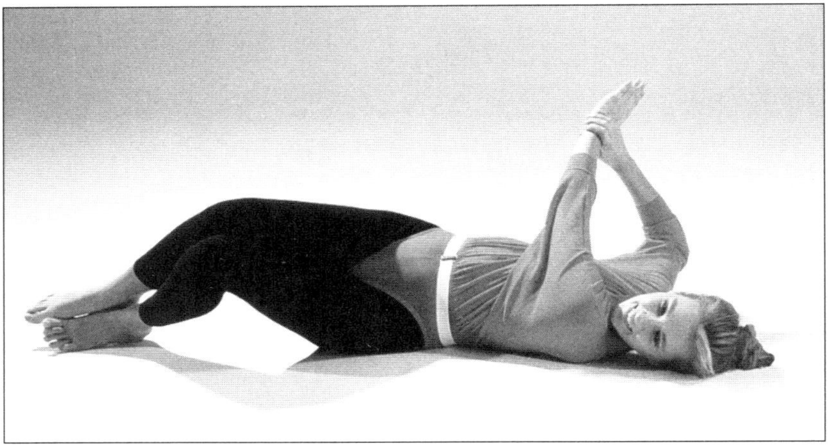

Übung 1
Ziel: Wachwerden durch Dehnung der Rücken- und der Gesäßmuskeln
Ausführung: Nachdem Sie sich einmal so richtig der Länge nach gestreckt haben, kann diese Übung folgen: Legen Sie die geschlossenen Beine mit gebeugten Knien zu einer Seite. Das Handgelenk des einen Armes wird umfaßt und in Gegenrichtung der Beine gezogen. Die Schulterblätter bleiben am Boden. Vorsichtig und sanft dehnen!

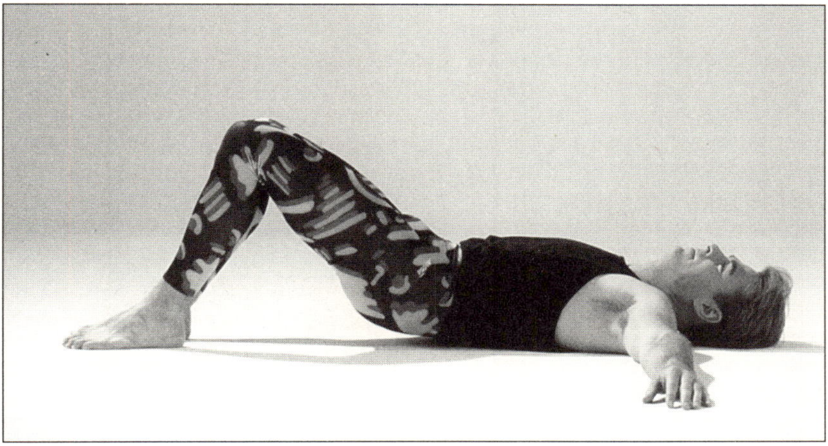

Übung 2
Ziel: Dehnung der Oberschenkel- und der Bauchmuskeln
Ausführung: Die Fußsohlen auf den Boden stellen, beide Knie sind leicht gebeugt. Legen Sie die Arme ausgestreckt auf den Boden. Heben Sie nun den Köper an, bis nur noch die Schultern aufliegen.

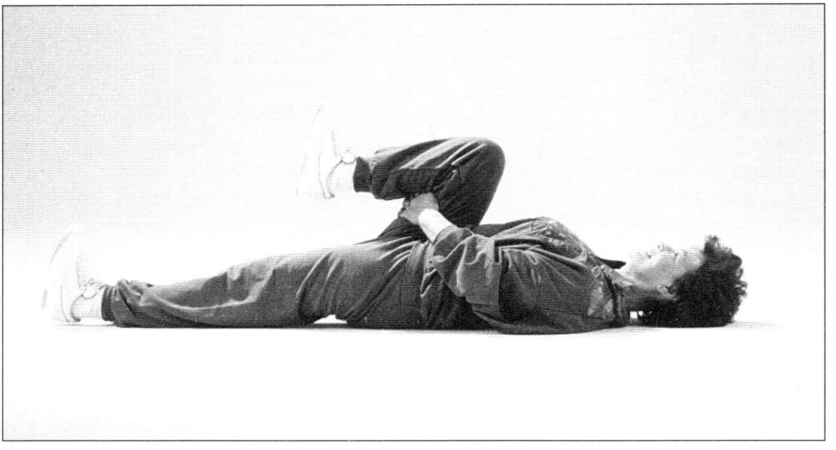

Übung 3

Ziel: Dehnung der hinteren Oberschenkel- sowie der Unterschenkelmuskeln

Ausführung: Legen Sie in Rückenlage ein Bein gestreckt auf den Boden; die Fußspitze ist angezogen. Beugen Sie nun das andere Bein unter Zuhilfenahme der Arme so weit an, wie Sie das gestreckte Bein auf dem Boden halten können.

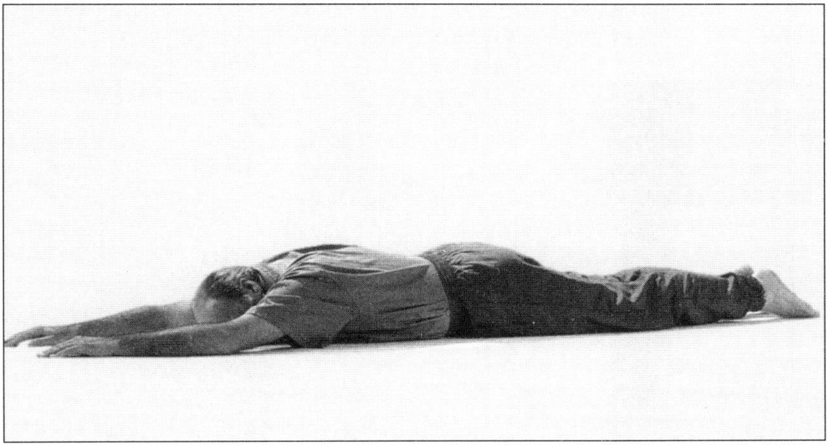

Übung 4
Ziel: Dehnung der Rücken- und der Brustmuskeln
Ausführung: Strecken Sie in Bauchlage die Arme auf dem Boden lang nach vorn aus. Die Stirn wird auf dem Boden abgestützt. Füße und Fingerspitzen so weit nach hinten bzw. nach vorn strecken wie möglich.

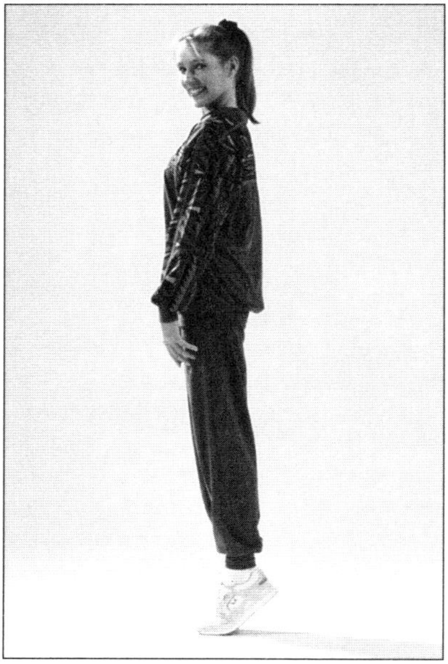

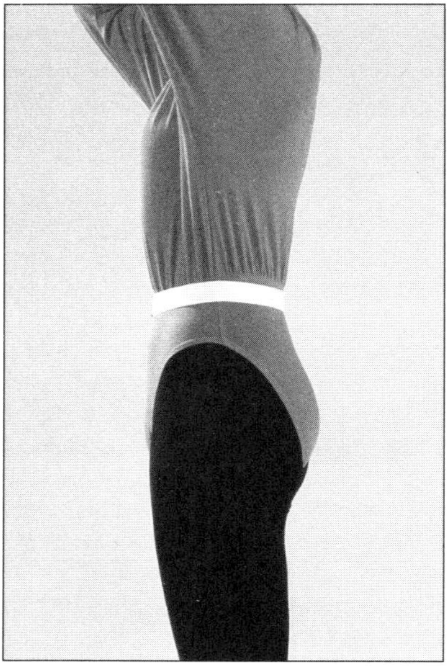

Übung 5

Ziel: Dehnung der „Aufrichtemuskeln" (Bauchmuskeln)

Ausführung: Wenn Sie sich auf die Zehenspitzen stellen, spüren Sie, daß Sie sich strecken. Verstärken Sie nun diese Streckung so, als ob Sie mit dem Kopf bis zur Decke wachsen wollten.

Achten Sie darauf, das Becken so, wie auf dem Detailfoto, zu halten.

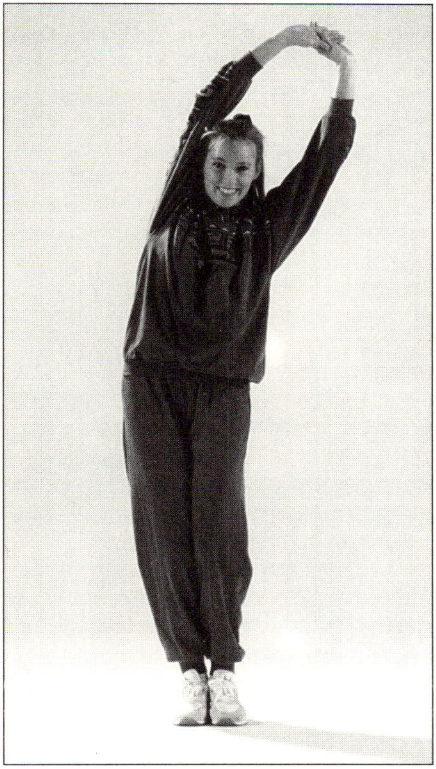

Übung 6
Ziel: Dehnung der Flankenmuskeln
Ausführung: Halten Sie Becken und Bauchmuskeln ruhig, und beugen Sie den Oberkörper abwechselnd zur rechten und zur linken Seite. Die Schulterblätter sollten dabei nach unten gezogen werden.

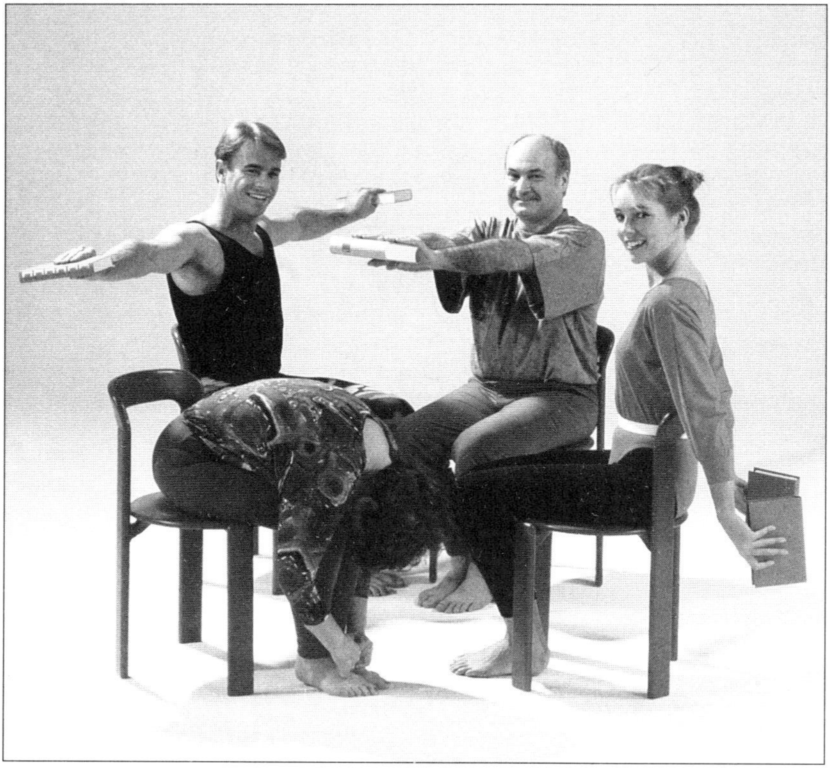

Gerade dann, wenn Sie am häufigsten unter Verspannungen leiden – während der Arbeit nämlich –, sollten Sie sich mit Stretching zwischendurch immer wieder einmal entspannen.

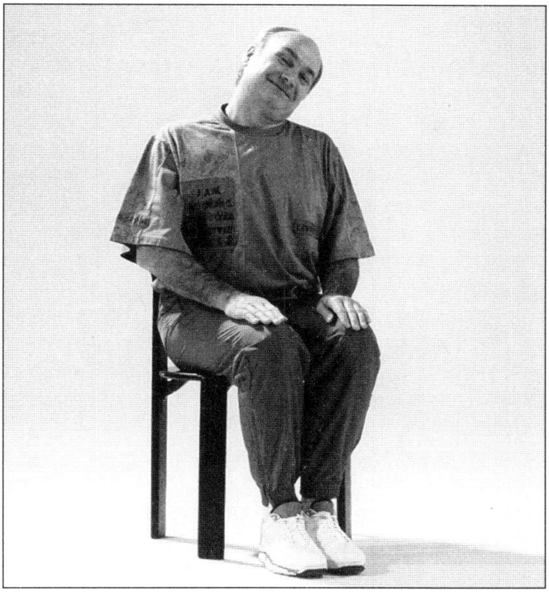

Übung 1
Ziel: Dehnung der Halsmuskeln
Ausführung: Im Sitzen läßt sich diese einfache Übung unauffällig durchführen. Den Kopf abwechselnd zur rechten und zur linken Seite neigen und dabei die Schultern ganz entspannt und ruhig lassen. Nur der Kopf soll sich bewegen!

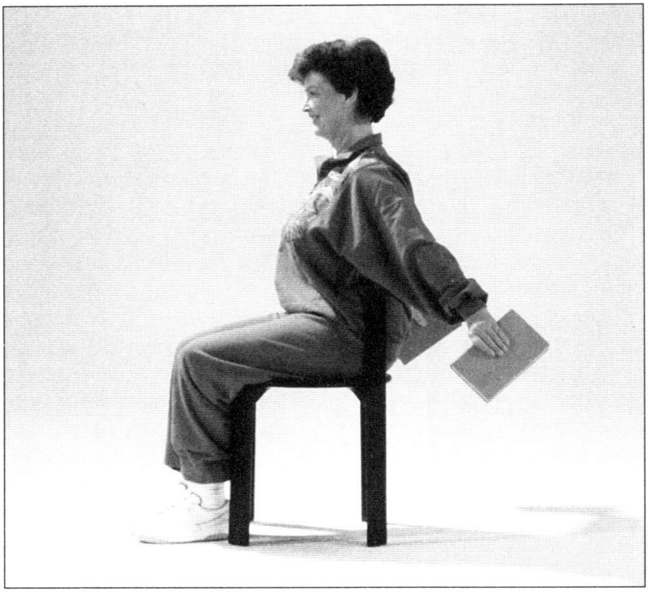

Übung 2
Ziel: Dehnung der Brustmuskeln
Ausführung: Setzen Sie sich auf dem Stuhl weit nach hinten, so daß Ihr Rücken von der Lehne gestützt wird. Nehmen Sie ein Buch in jede Hand, und bewegen Sie beide Arme langsam und gleichmäßig nach hinten oben.

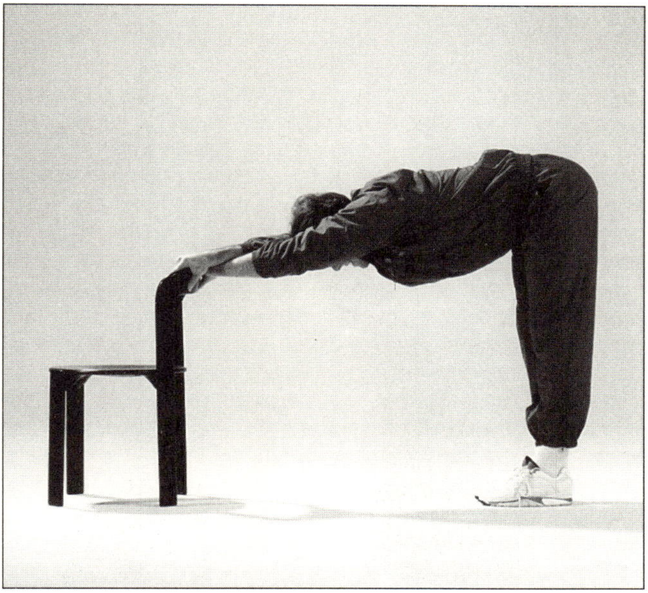

Übung 3

Ziel: Dehnung der Brust- und der Rückenmuskeln

Ausführung: Diese Übung kennen Sie schon aus dem Standardprogramm. Hier jedoch wird sie mit überkreuzten Händen durchgeführt. Wichtig: Der Oberkörper und die Beine müssen sich im rechten Winkel zueinander befinden, und die Halswirbelsäule darf nicht überstreckt werden.

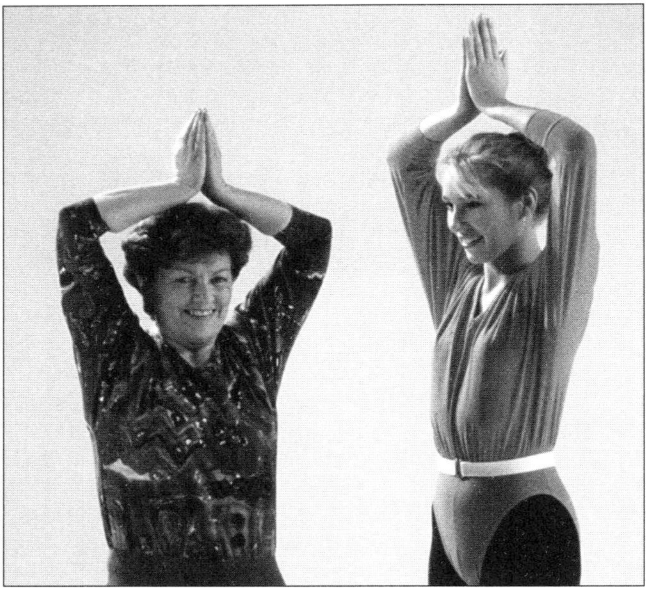

Übung 4
Ziel: Dehnung der Brust- und der Armmuskeln
Ausführung: Die Handflächen aneinanderlegen und über den Kopf nehmen. Dann die Ellenbogen nach hinten dehnen. Machen Sie dabei kein Hohlkreuz!
Variation: den Oberkörper nach rechts bzw. nach links drehen.

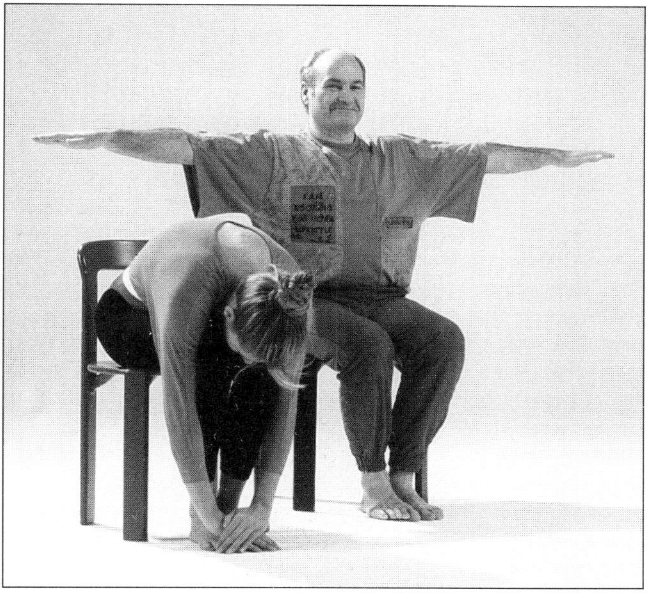

Übung 5
Ziel: Dehnung der Rücken- und der Armmuskeln
Ausführung: Die Arme waagerecht vom Körper wegstrecken, und die Fingerspitzen der rechten und der linken Hand so weit wie möglich voneinander entfernen. Dann beugen Sie sich mit rundem Rücken nach vorn und lassen die Arme locker bis zu den Füßen fallen. Der Rücken bleibt entspannt.

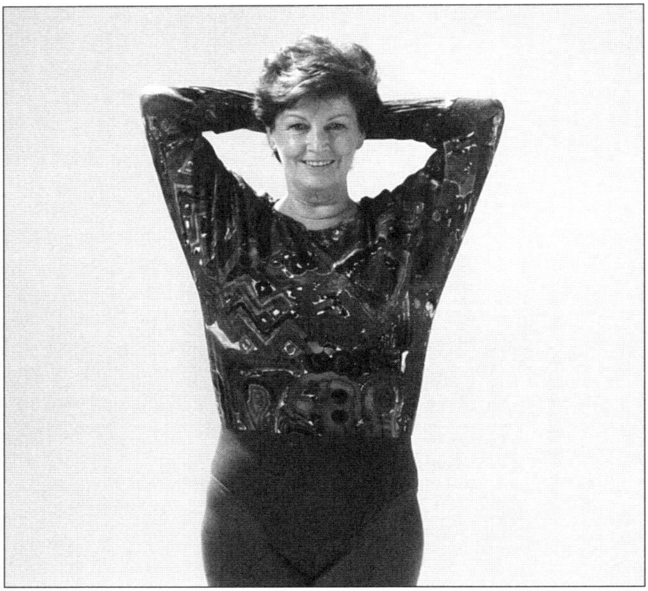

Übung 6
Ziel: Dehnung der Brust- und der Armmuskeln
Ausführung: Falten Sie die Hände hinter dem Kopf, und ziehen Sie gegen den Widerstand die Ellenbogen nach außen. Dabei gleichzeitig die Schulterblätter nach unten ziehen. Kein Hohlkreuz machen!
Variation: den Körper nach links bzw. nach rechts neigen.

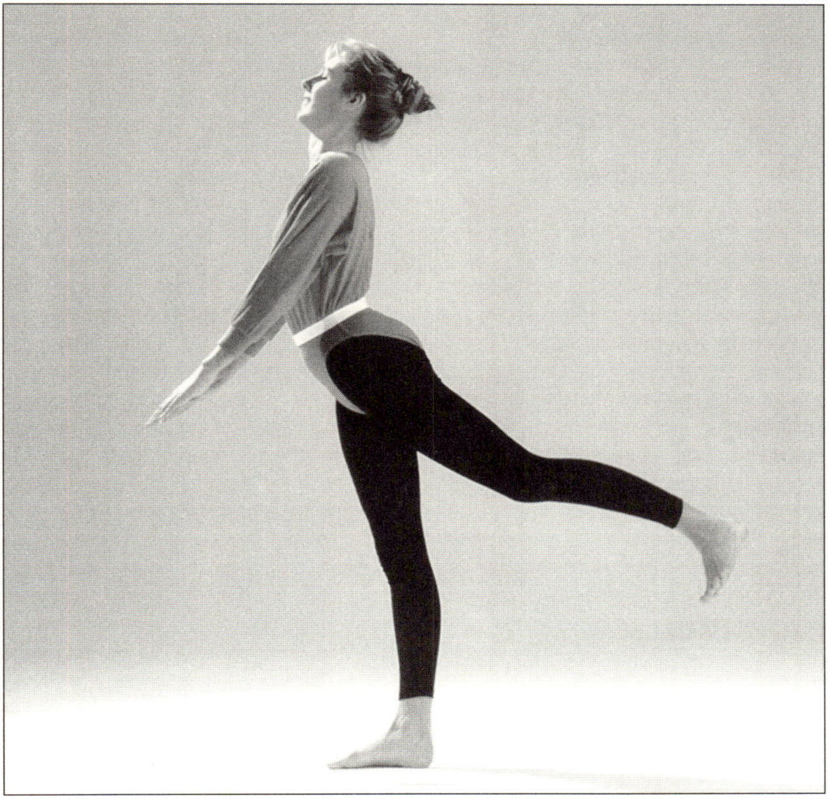

Diese Übungen bereiten die Muskeln auf die häufigsten Belastungen beim Laufen, beim Tennis und beim Fußball vor. Sie ersetzen jedoch nicht das Aufwärm- bzw. Abkühlprogramm bei sportlicher Aktivität, sie ergänzen es nur.

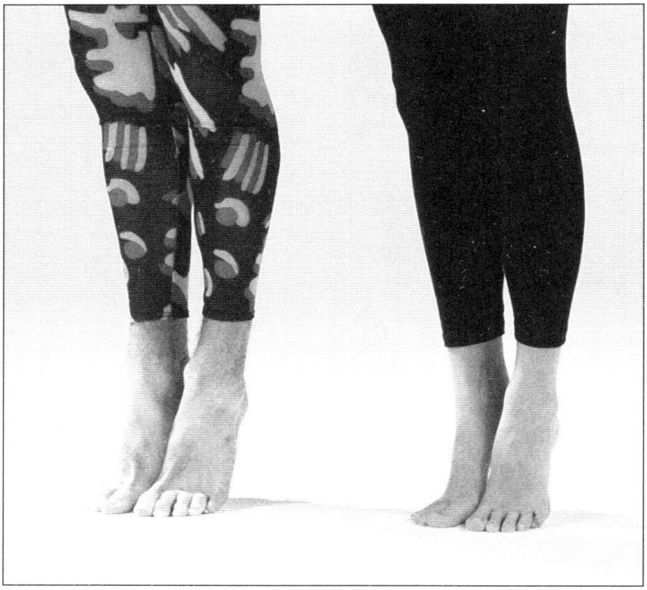

LAUFEN

Übung 1
Ziel: Mobilisation der Fußgelenke, denn sie werden beim Laufen besonders stark beansprucht.
Ausführung: Heben Sie sich zunächst in den „Zehenstand", und senken Sie dann die Fersen langsam wieder zum Boden.

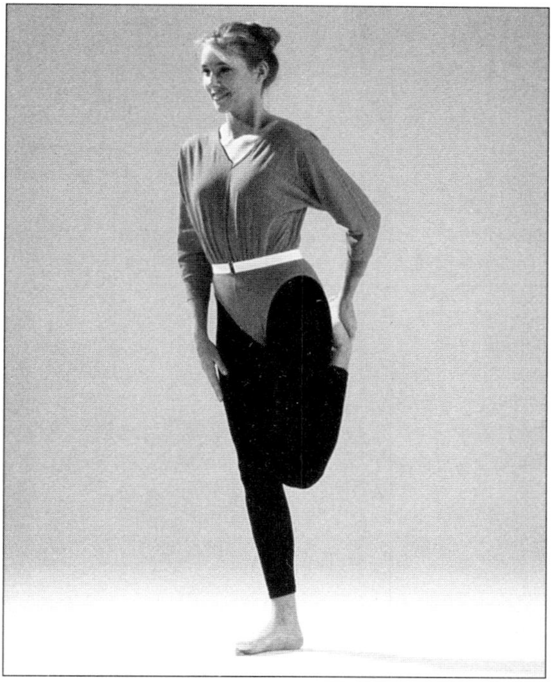

Übung 2
Ziel: Dehnung der Oberschenkelmuskeln
Ausführung: Halten Sie Oberkörper und Becken aufrecht und ruhig. Umfassen Sie nun abwechselnd den linken und den rechten Fuß, und ziehen Sie ihn zum Gesäß.
Bei dieser Übung trainieren Sie gleichzeitig Ihr Gleichgewichtsgefühl.

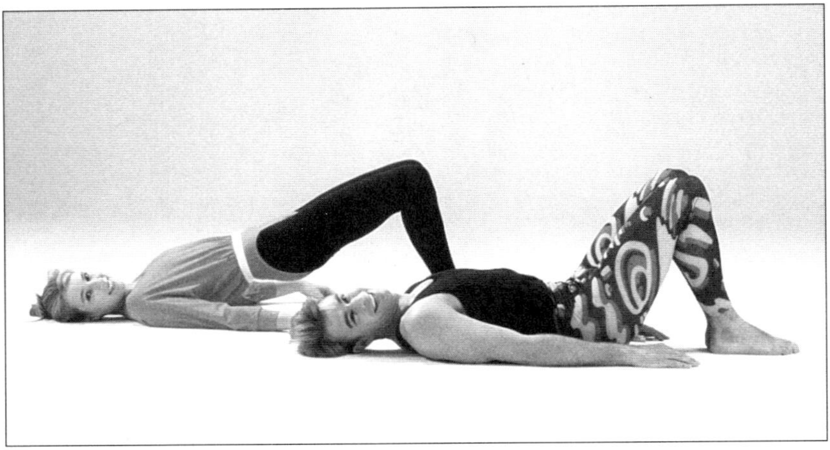

Übung 3
Ziel: Dehnung der vorderen Oberschenkelmuskeln sowie der Bauchmuskulatur
Ausführung: Legen Sie in Rückenlage die Arme seitlich an den Körper, Handflächen nach unten, und beugen Sie die Knie. Dann wird der Körper so weit es geht vom Boden abgehoben.

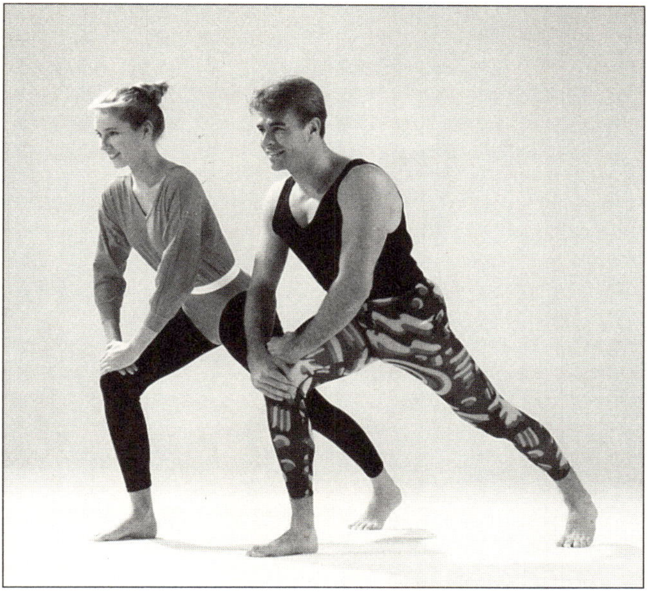

Übung 4
Ziel: Dehnung der vorderen Oberschenkelmuskeln
Ausführung: Stützen Sie sich im Ausfallschritt mit beiden Händen auf dem vorderen Knie ab. Das hintere Bein ganz ausstrecken. Dann schieben Sie das vordere Knie noch weiter nach vorn. Achten Sie auf einen gestreckten Rücken!
Beide Seiten abwechselnd dehnen.

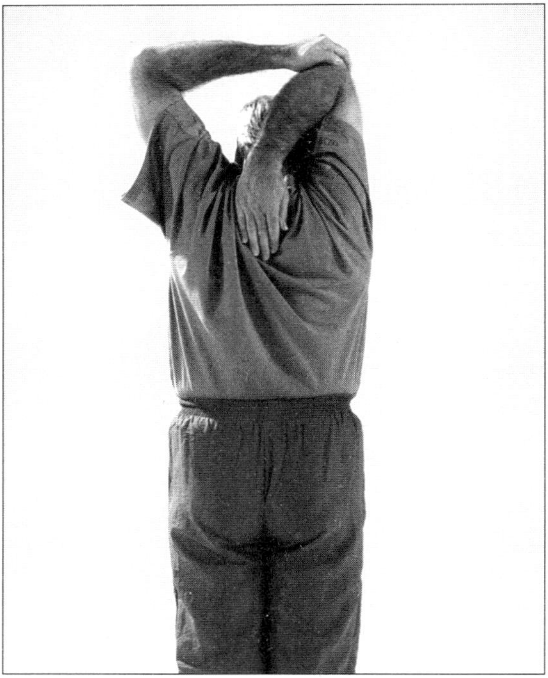

TENNIS

Übung 1

Ziel: Dehnung der Armmuskeln und der seitlichen Rumpfmuskeln

Ausführung: Legen Sie einen Arm hinter den Kopf, die Hand zwischen die Schulterblätter. Umfassen Sie mit der anderen Hand den Ellenbogen, und drücken Sie den Arm weiter nach hinten.

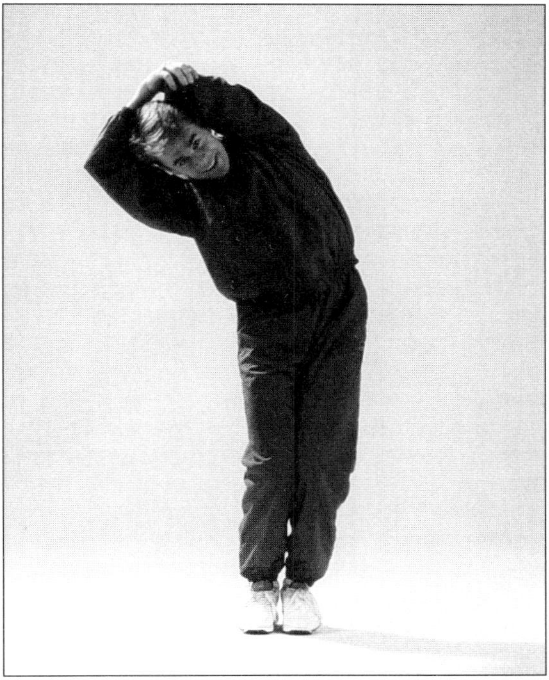

Übung 2

Ziel: Dehnung der Flanken- und der Oberarmmuskeln

Ausführung: Beugen Sie die geschlossenen Knie leicht. Dann wird in der gleichen Weise wie in der vorangegangenen Übung gedehnt. Zusätzlich neigen Sie den Körper zur rechten bzw. zur linken Seite. Wichtig: den Oberkörper nicht nach vorn, sondern nur zur Seite neigen.

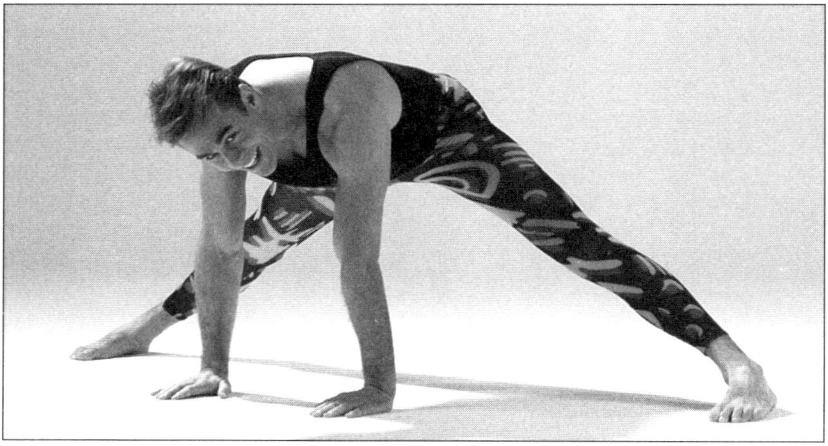

FUSSBALL

Übung 1
Ziel: Dehnung der inneren Oberschenkelmuskeln
Ausführung: Im Grätschstand sich mit beiden Händen auf dem Boden abstützen. Die Füße vorsichtig weiter nach außen bewegen. Dabei wird der Rücken geradegehalten.

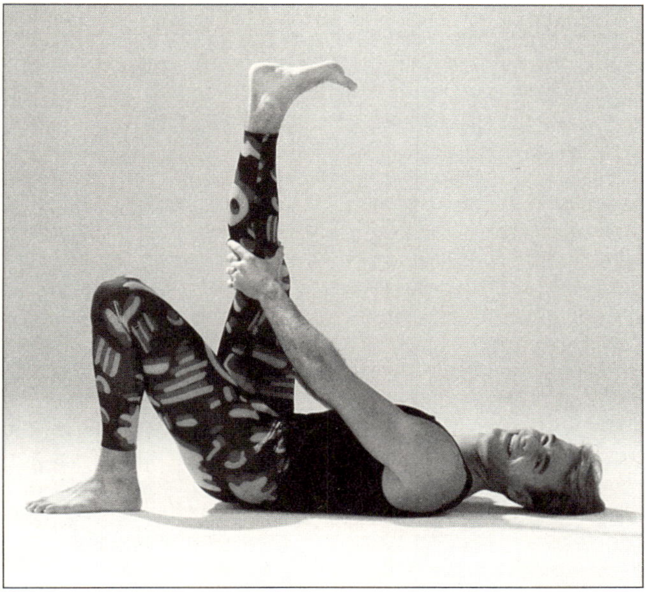

Übung 2
Ziel: Dehnung der hinteren Oberschenkel- sowie der Wadenmuskeln
Ausführung: Stellen Sie in Rückenlage ein Bein auf. Dann das andere, gestreckte Bein am Knie umfassen und die Fußspitze zum Körper ziehen.
Achten Sie darauf, daß der Rücken fest auf dem Boden liegt.

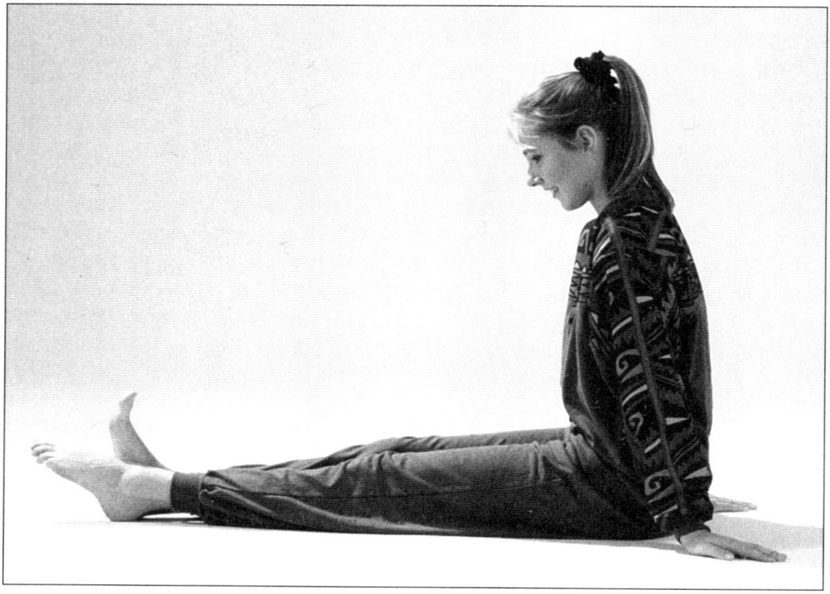

Übung 1
Ziel: „Entmüdung" der Beine
Ausführung: Strecken und beugen Sie die Füße abwechselnd. Dabei die Beine gestreckt auf dem Boden liegenlassen. Steigern Sie das Tempo, bis die Waden müde werden.

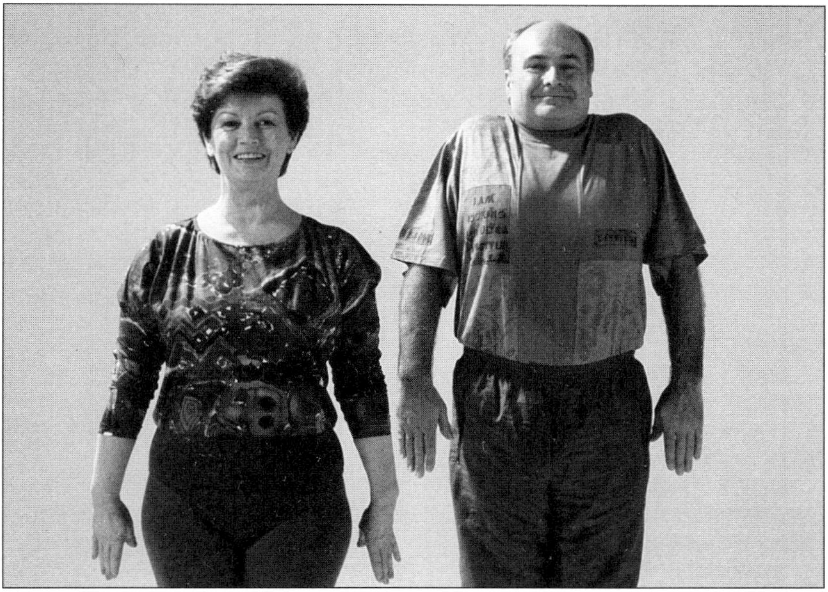

Übung 2
Ziel: Durchblutungsförderung der Nackenmuskeln
Ausführung: Bewegen Sie die Schultern auf und ab (man versucht dabei quasi, sich die Ohren mit den Schultern zuzuhalten). Dann die Schultern immer schneller bewegen, bis sie müde werden. Ziehen Sie zum Schluß die Schultern noch einmal ganz nach oben, und lassen Sie sie dann ganz locker fallen.

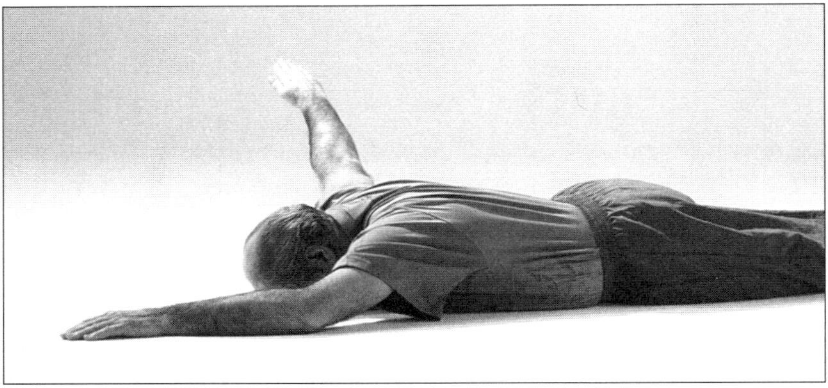

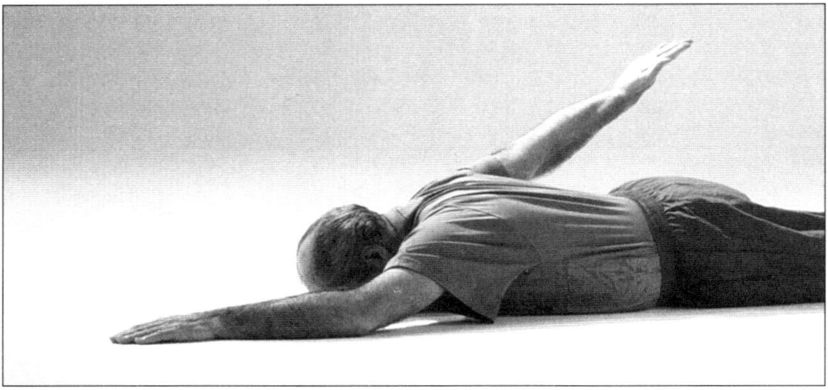

Übung 3

Ziel: Dehnung der Schulter- und der Armmuskeln

Ausführung: Strecken Sie in Bauchlage den rechten bzw. den linken Arm zur Seite, und nehmen Sie ihn so weit nach oben wie möglich (Bild oben). Dann werden die Fingerspitzen in gleicher Höhe langsam nach hinten in Richtung Füße gezogen (Bild unten).

Achten Sie darauf, daß der restliche Körper ruhig liegenbleibt!

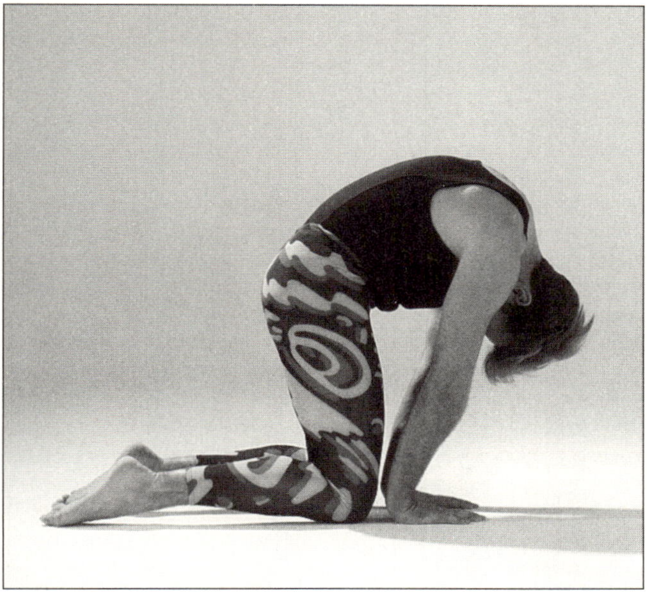

Übung 4
Ziel: Dehnung der Rückenmuskeln
Ausführung: Ganz einfach:
Machen Sie den buckligsten Katzenbuckel, den Sie zustande bringen ...

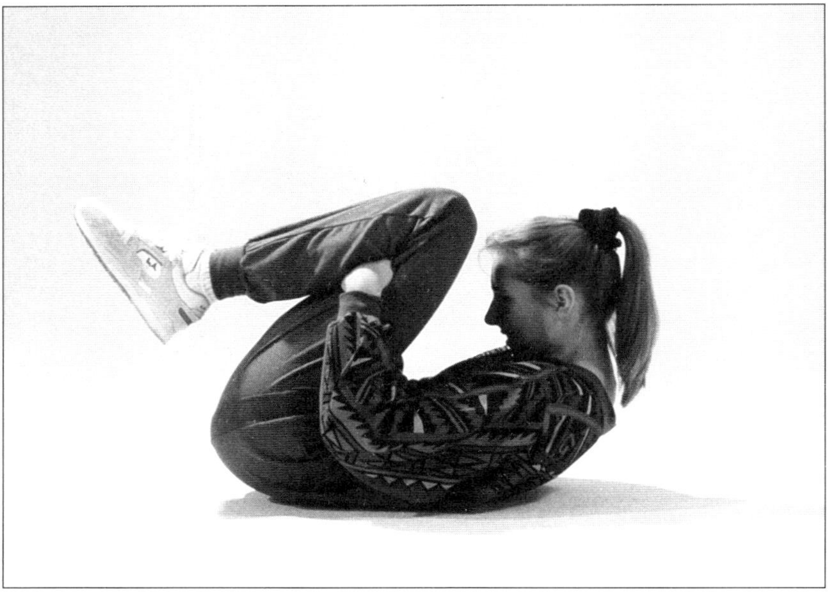

Übung 5
... und „kugeln" Sie sich dann zur Entspannung, indem Sie auf dem Rücken hin und her schaukeln.